脳からストレスを消す技術
–セロトニンと涙が人生を変える

用血清素&眼淚消解壓力

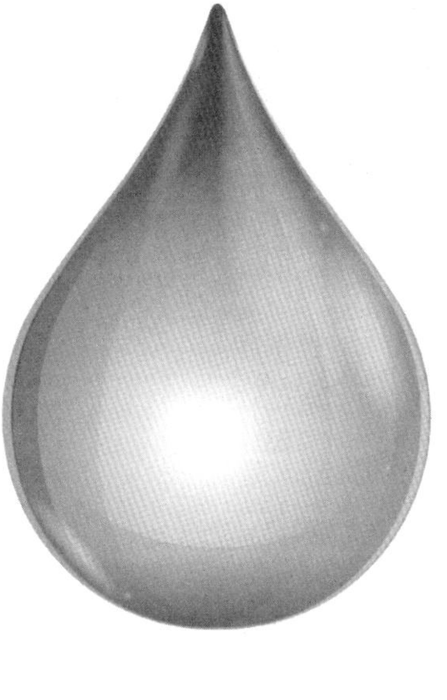

Arita Hideho
有田秀穗——著
劉瑋——譯

目次

第二章 決定人生質地的「三種腦」 47

第三章 每天只要五分鐘的「血清素鍛鍊」 85

第四章 爲什麼流淚可以教人神清氣爽 133

前言

對於無影無形的「壓力」，我們至今仍有一個嚴重的錯誤觀念，那就是——

要戰勝壓力！

戰勝壓力？千萬不能這麼想。

爲什麼呢？因爲人們天生無法戰勝壓力。

另外，最近常常聽到「零壓力」這個名詞，這也不能成爲我們的目標。

爲什麼呢？因爲壓力絕對不會消失。

期望得不到的東西，壓力反而會增加。

看似我一開始就危言聳聽，但這是事實。

開創佛教的釋迦牟尼，用了六年歲月苦行修煉，希望能戰勝壓力。但是，最終還是沒有成功。

那麼，我們該怎麼應對每天無形的壓力呢？答案其實非常簡單。

那就是——**消解壓力！**

「你不是說壓力是不會消失的嗎？」很多人會這樣想。確實，壓力不會自己消失，也無法戰勝。壓力大到一定程度，甚至會成爲威脅人類生命的危險因素。

但是，壓力雖然不會自己消失，我們卻可以消解因壓力所受的「痛苦」。

眞正意義上「耐壓」的人，不是打敗壓力的人，而是**能巧妙地承受襲來的壓力、將其調節到對自己而言適度的人**。

關鍵在於是否掌握其中的訣竅。

本書將爲您介紹其中的奧秘。

壓力有兩種，一種是身體性壓力，如「疼痛」、「寒冷」；另一種是精神性壓力，如「痛苦」、「悲傷」。

到目前爲止對壓力的研究，只揭示了身體性壓力是如何構成。也就是說，雖然心理上的壓力確實存在，但那是怎麼產生、怎樣治癒的，卻不得其解。

因此，至今仍有很多人苦惱於憂鬱症等精神上的疾患。

目前爲止之所以對壓力束手無策，是因爲我們認爲精神性壓力是「**心理壓力**」，**原因和症狀都模糊不清**。

不過，腦科學終於可以解釋這種精神性壓力產生的原因了。不用說，這是非常偉大的發現。

心理壓力的本質，是「**大腦透過神經傳導物質所感受到的壓力**」。而且，大腦能夠感受到壓力，說明大腦中存在傳達壓力的物質，而大腦也有抑制這種物質的功能。

爲了讓大家理解這一點，我將心理壓力稱爲「**腦壓力**」。

人類的大腦，具有調節腦壓力的功能。這種功能，人們在社會生活中只要重視交流、生活規律，自然就會運作。

不過近年來，不規律的生活、核心家庭化、電腦和手機的普及等，使社會生活發生了很大變化。因此，無法正常發揮這一重要功能的人越來越多，使得腦壓力成爲一種不可忽視的「心理創傷」。最近，患上憂鬱症、行爲失常的人增多，原因就在於此。

有兩種方式可以調節腦壓力。

一種是**創造承受壓力的體質**。會因啓動「**血清素神經**」而增強。

另一種是**一口氣釋放積累的壓力**。「**流淚**」就能啓動這一功能。

兩者兼具的，是最名副其實的「大腦」，也就是腦前運動區的內側部、又稱「**同感腦**」，是孕育社會性和與他人同感的地方。這個最有人情味的腦有控制壓力的功能。

人不能獨自生存，是社會性的動物。

但是，社會生活在帶給人喜悅的同時，也帶來壓力。

因此，我們的大腦爲了適應這種社會生活的必然性和壓力的產生，在進化的過程中，於同感腦裡設置了調節壓力的功能。這樣一來，人們在生活和行動時，就會啓動同感腦，同時也就能更順利地調節壓力。

所以，調節壓力、消解壓力，雖然並非易事，但也不是做不到。

因爲人可以改變自己的大腦。

只要稍微改變生活習慣，過上最符合人類本性的生活，同感腦的「兩大功能」毫無疑問會增強。

看過這本書之後，請嘗試改變你的生活吧！

我保證，困擾你的壓力，一定會漸漸消失。

1

所有壓力皆來自「大腦」的感應

成功的第一步就是向壓力「認輸」

我們在每天的生活中會感到各式各樣的壓力。

換句話說，**只要活著，就不可能沒有壓力**。

上班族、自由工作者、家庭主婦、學生、老人……，大家都在生活中感受到不同程度的壓力，無一例外。

講到壓力，我們馬上會想到工作和人際關係等精神層面中的不愉快，其實痛和癢、睡眠不足和疲勞、空腹和口渴、熱和冷等等，都是壓力。

我們的大腦，把身心的不愉快都認定為「壓力」。

也就是說，每天工作繁忙的人和有煩惱的人不用說，就算是看來和壓力無緣的悠閒的人、過著人人羨慕的美滿幸福生活的人，只要活著，都會感覺到某種壓力。

那麼，我們要怎樣應對無法消除的壓力呢？

世界上第一個研究這個問題的人，是佛教的創始人——釋迦牟尼。

釋迦牟尼以生爲「苦」，大徹大悟。

望文生義，把「苦」解釋成「痛苦」，會覺得人生只有痛苦，產生厭世情緒。但把「苦」解釋成「壓力」，就能理解了。

瞭解人生的「苦＝壓力」的釋迦牟尼，出家進行了各種苦行的修煉。六年後，他瞭解到苦行不能拯救世人，停止了苦行的修煉，在菩提樹下寂靜坐禪，終於開悟。

那麼，釋迦牟尼爲什麼要進行六年的苦行修煉呢？

我認爲，在這六年中，釋迦牟尼和壓力進行了徹底的戰鬥。他用自己的身體做出了偉大的「壓力實驗」。

他大概認爲，徹底地折磨自己的身體，會激發潛藏體內、或多或少克服壓力的能力；或者至少，當一再嘗試無法想像的壓力時，就會產生對壓力的「免疫」。但是很可惜，他最後還是失敗了。人沒有這種能力。

不管多努力，人都無法打敗壓力。這是釋迦牟尼經過了六年苦行的結論。

不過，釋迦牟尼的偉大之處，在於他並不因此宣告放棄。

這個時候，釋迦牟尼有了一個重大的領悟。

那就是，**不論何種「苦＝壓力」，都不會永遠持續下去**。這就是佛教所說的「諸行無常」。一切都在變化，沒有不改變的東西，壓力也是一樣。

比如，小腳趾撞上衣櫃角，會感到劇烈的疼痛。不過，疼痛只是一瞬間，時間過了，就會慢慢減輕，不久就消失了。

既然會消失，就不用勉強與其戰鬥。與壓力相伴，等它消失吧！這是釋迦牟尼到達的境界。

也許有人認爲很消極，但這是和壓力正面搏鬥六年的結論，我們要認眞接受。

有壓力時，有人能好好應對，有人會被擊倒，最大的區別就在於是否意識到「**壓力不可戰勝**」。只有意識到這一點的人，才能「承受」壓力。

海底三百公尺的壓力體驗

有人潛入過三百公尺的海底嗎？

大多數人恐怕都無法想像吧！我大學時有這個體驗：做爲某個研究的一環，會水肺潛水的我去試潛。雖說是模擬實驗，但要在三百公尺深的海底度過三週。這次體驗對我來說是重大轉機……。

活著是「苦＝壓力」，對待壓力只能與之相伴、等它消失。

雖說是殘酷的現實，但我認爲不接受這個現實，就不能順利應對壓力。

這並不是我從釋迦牟尼的事例得出的片面判斷。實際上，我自己也經歷過被壓力擊倒的日子，才認識到這一點。其中，海底三百公尺的三週最爲難忘。

說是三週，實際在海底只有一週。潛入海底要花一天、從海底回到地面需要兩週。如果一下子回到地面，會因爲水壓不同而患上「潛水夫病」。

海底的生活雖說只有一週，但比想像更加辛苦，人壓根沒法生活。室溫升高一度就大汗淋漓，室溫降低一度又凍得發抖。

食物在地面做好，壓縮後裝在罐子裡運來，不管吃什麼都食不知味，根本沒有食欲。

水底呼吸的空氣也和地面明顯不同，壓力立刻撲面而來。

過了一週、兩週、三週，時間眞漫長，總算回到地面了，我身心疲憊，就連流出了鼻血，自己也沒發覺……。

潛入海底前，我相信「人類也許可以居住在海底這樣充滿壓力的環境」。但有過這次經歷後，馬上打消這種想法。

而且，我深切感到「人就是人，人不能戰勝壓力，不管經受多少壓力，也不能獲得免疫力」。

正因爲有這樣的體驗，我現在認爲應該接受壓力生活下去。

也許有人還感受不到「無法戰勝壓力」這一現實，不過也不推薦特地向壓力挑戰，那只會失敗。

回想在我年近四十之際，仍時時憶起彼時的情景，想到的只是「沒死眞是太慶幸了」。

為什麼白老鼠不思抵抗而選擇死亡？

剛才我說壓力不久會消失，但現實中，也有很多壓力不容易消失，像身邊的人際關係、職場壓力、病痛等。

如果壓力持久不消失，生物會變成什麼樣呢？

二十世紀初，有位加拿大免疫學者漢斯・塞耶（Hans Selye）研究了這個問題。

他用白老鼠進行實驗，看不同的壓力會激起生物怎樣的反應。

他進行這個實驗時，「壓力」這個詞還沒有被廣泛認知。實際上，壓力這個詞，是因爲塞耶提出的「壓力學說」才廣爲人知的。

他本來進行的是荷爾蒙研究，發現當生物受到持續不愉快的刺激時，不論是何種類型的刺激，都會分泌出一種相同的荷爾蒙。實際上，這種荷爾蒙，正是現在我們所說的「壓力荷爾蒙」。

感受到壓力時，生物體就會釋放出壓力荷爾蒙。

那麼，壓力不斷重複（或是長時間持續），壓力荷爾蒙持續釋放，生物會變得怎樣？

塞耶對白老鼠持續施加各種壓力，進行研究。

①在下雪的寒冬夜裡，把裝著白老鼠的籠子放在屋頂上。

②按一定的時間間隔，對白老鼠進行電擊刺激。

③強迫白老鼠游泳。

④把白老鼠釘在板上。

結果都一樣。

白老鼠死了。

施加壓力時，實驗中的白老鼠都進行了激烈的抵抗，想盡辦法擺脫壓力狀態。但是，當牠們一旦意識到不論如何抵抗、怎麼掙扎都無濟於事時，不久就放棄了，牠們什麼也不做，只是靜靜忍受壓力。

在強迫白老鼠游泳的實驗中，最初會爲了尋找出口拚命游泳，有時甚至是潛入水中找尋生路。但是，牠們不久就停止游泳，爲了防止能量消耗，一動不動，等待情況好轉伺機逃走。

當然，這種情況下，如果從壓力中解放出來就得救了；但如果壓力持續，不久就會死去。

調查顯示，從施加壓力到死亡的期間，不論是何種實驗，所有的白老鼠都會產生「胃潰瘍」、「胸腺、淋巴腺萎縮引起的免疫力低下」、「腎上腺皮質肥大」這三種相同反應。這在日後被稱爲「塞耶壓力三徵兆」，是生物體在承受壓力時產生的壓力反應。

現在大家都知道，這三大徵兆，在人的身上也同樣會出現。

經常會聽說壓力造成胃潰瘍，壓力持續，健康的人也會產生這些症狀。

心與身體的壓力「路徑」不一樣嗎？

塞耶的實驗，證明了長期持續壓力狀態，生物體不久就會死亡。

而且，在這種情況下，身體會受到種種傷害，像「胃潰瘍」、「胸腺、淋巴腺的萎縮引起的免疫力低下」、「腎上腺皮質肥大」等。

那麼，爲什麼壓力狀態持續，腎上腺皮質就會膨脹、產生壓力荷爾蒙呢？

研究顯示，腦下垂體會產生一種名爲「ACTH」❶刺激腎上腺皮質的荷爾蒙。爲什麼腦下垂體要釋放這種荷爾蒙呢？——像這樣繼續追究身體中所起的反應，「壓力使人生病」的原因就漸漸明朗化了。

現在我們已經明白了「壓力路徑」指的是說當受到身體性壓力時，身體中何處會起什麼樣的反應、最終會引起什麼疾病。這樣，至今模糊不清的壓力和疾病的關係就清清楚楚了。在這裡再簡單介紹一下「壓力路徑」。

反應最強烈的身體性壓力是「疼痛」。

譯註：

❶ ACTH：Adrenocorticotropic hormone，促腎上腺皮質激素。

「疼痛」這個「訊息」，通過遍布身體的神經，首先從腦的丘腦，經過大腦皮質或大腦邊緣系，到達壓力中樞、丘腦下部室旁核。

接收到資訊的室旁核，會產生出一種叫「CRH」❷的促腎上腺皮質激素釋放激素。名字很繞口，這是一種命令釋放「刺激腎上腺皮質荷爾蒙」的荷爾蒙。

「CRH」這種荷爾蒙刺激腦下垂體，釋放促腎上腺皮質激素ACTH；而ACTH這種荷爾蒙則刺激腎上腺皮質，引起腎上腺皮質肥大和壓力荷爾蒙「皮質醇」的分泌。

然而腎上腺皮質荷爾蒙「皮質醇」的大量分泌，會引起高血壓和糖尿病，引發疾病。

另一方面，腎上腺皮質荷爾蒙在醫藥上也被廣泛應用。

在皮膚科中用於治療燒燙傷、異位性皮膚炎的「類固醇」，就是腎上腺皮質荷爾蒙。也就是說，腎上腺皮質荷爾蒙是身體必需的物質，但如果過多，就會引起高血壓、糖尿病、骨質疏鬆等，爲身體帶來負面影響。

身體性壓力，經由這樣的「壓力路徑」，引起了疾病。不過，壓力引起的當然不只是身體上的疾病，我們從經驗上得知，壓力還會引起精神上的疾病。

特別是最近演變成社會問題的「憂鬱症」等，壓力可以說是最主要的肇因。但是，在壓力荷爾蒙的作用過程中，卻無法解釋憂鬱症的產生原因。

很多研究者最初猜測ACTH、類固醇這類荷爾蒙，會給予與憂鬱症緊密相關的神經一些影響，並從這個方向著手研究，但一直找不到證明這一假設的資料。

那麼，**壓力究竟是怎樣引起憂鬱症的呢？**

近年來人們才知道，實際上**壓力影響精神的路徑，與影響身體的路徑完全不同**。

同樣是從大腦的丘腦下部開始，但通往神經時不經由腦下垂體，而是直接作用到了大腦的腦幹部分，具體說就是「中縫核」。

❷ CRH：Corticotropin-releasing hormone，促腎上腺皮質激素釋放激素。

圖 1-1　兩種壓力路徑圖

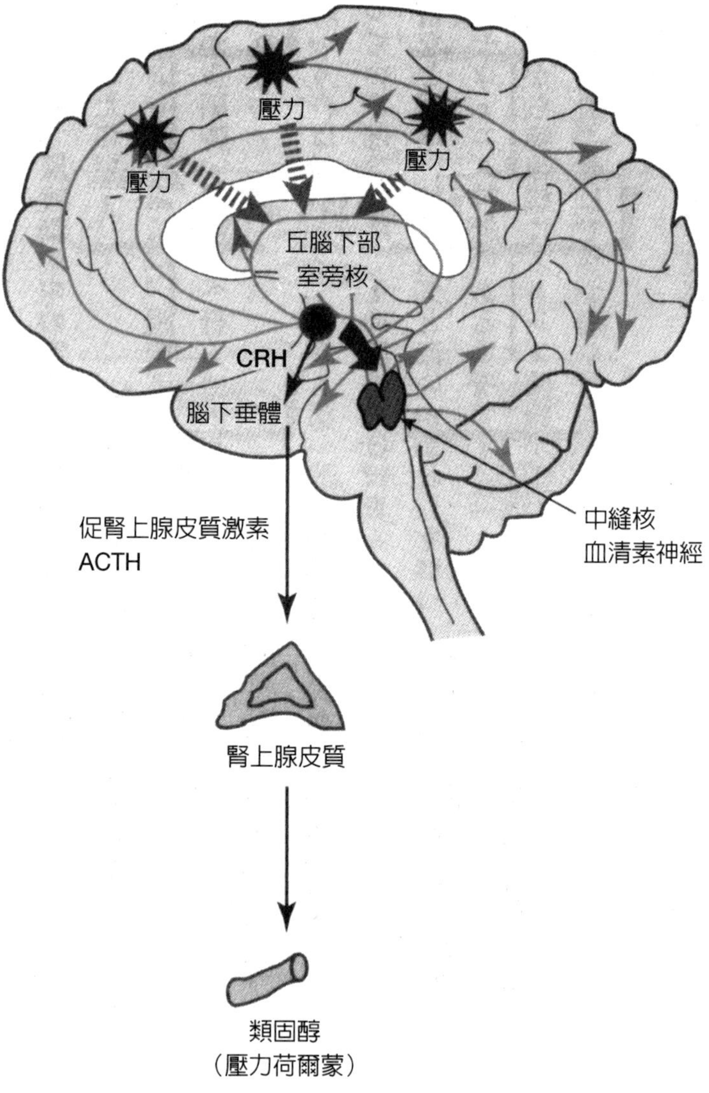

壓力
壓力
壓力
丘腦下部
室旁核
CRH
腦下垂體
促腎上腺皮質激素
ACTH
中縫核
血清素神經
腎上腺皮質
類固醇
（壓力荷爾蒙）

也就是說，壓力路徑分兩種，從丘腦下部通往腦下垂體的「身體性壓力路徑」，以及從丘腦下部通向腦幹中縫核的「精神性壓力路徑」。

腦幹是位於腦中最深處、承擔著維持人類生命功能的部分。大概位於腦幹正中的中縫核，內部有血清素神經，釋放與精神性疾病密切相關的神經傳導物質「血清素」。壓力資訊從丘腦下部傳達到中縫核，妨礙了血清素神經的作用，於是造成了憂鬱症和恐慌症。

血清素神經就是運用血清素這種物質傳達資訊的神經。

這一點在第三章將進行詳細說明。這正是治療壓力的「特效藥」。現在大家只要記住，血清素神經的作用減弱，就會引起精神性疾病。

這裡要注意的是，精神性壓力的真實面目，是「**大腦透過神經傳導物質感到的壓力**」。知道了精神性壓力的路徑，也就瞭解了抑制壓力的辦法。即便如此，很多人仍然會覺得，所謂的「精神性壓力」無法具體化，治療法應該也因人而異吧！

圖 1-2　壓力引起疾病的流程

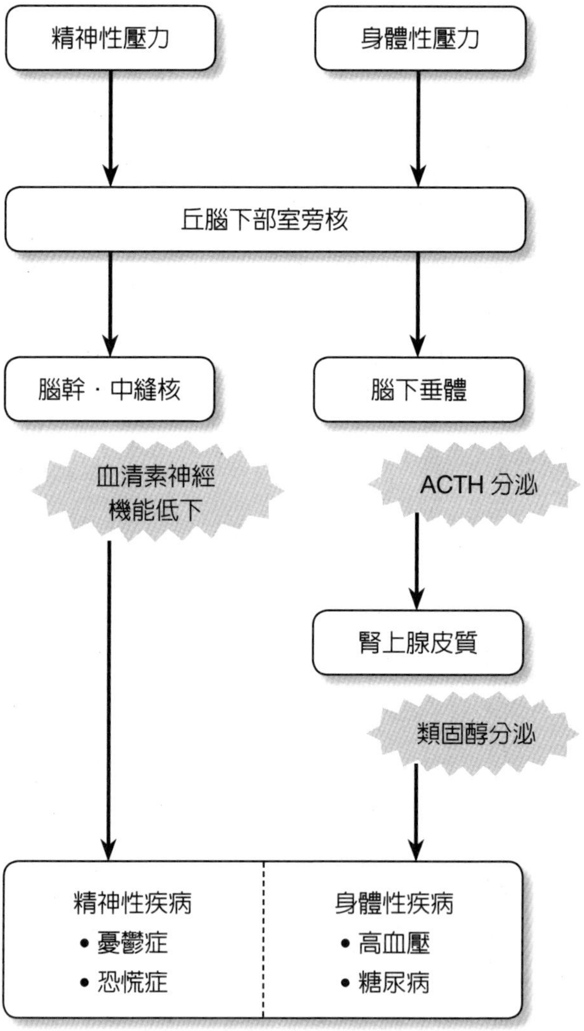

因此，相對經由腎上腺皮質的身體性壓力，我把精神性壓力叫做「**腦壓力**」。這樣命名，是希望大家理解，「精神性壓力」是大腦所感受到的壓力，而且大腦有控制壓力的功能。

「腦壓力」這個詞，如果大家能自然地掛在嘴邊，那無疑是踏出了消除精神性壓力的第一步。

即使動物也會「憂鬱」

關於身體性壓力，前面已經講過。對於另一種壓力，即「腦壓力」（精神性壓力），我們的身體會怎樣反應呢？

實際上，我們已經瞭解，腦壓力和身體性壓力一樣，會對生物體造成影響。也就是說，生物體會出現和置身於身體性壓力之下相同的症狀，例如高血壓、糖尿病等。

這一點也是塞耶的白老鼠實驗證明的。人們通常認爲只有人類會有精神性壓力，這是不對的。像白老鼠這樣的小動物也能感受到精神性壓力。

下面這個實驗可以證明。

首先分別在不同的籠子裡各放入一隻白老鼠，籠子並排放在一起，向其中一隻白老鼠進行電擊，施加身體性壓力。

也就是說，受到身體性壓力的，只有一隻老鼠，另一隻沒有受到任何身體上的刺激。

但是，當一旁籠子裡受到電擊的白老鼠發出慘叫、屁滾尿流，另一隻白老鼠可以一直看到慘狀、聽到慘叫、聞到屎尿的味道。

對人類來說，這是難以忍受的精神性壓力。

對白老鼠來說同樣如此。

也就是說，儘管沒有受到任何身體性刺激，只要置身於這一環境，白老鼠會和實際受到身體性壓力一樣，啓動同樣的壓力路徑。

不過，這個實驗只證明了動物也會感受到精神性壓力，並會和感受到身體上的壓力時一樣患病，嚴重情況下甚至會死亡。

最近，經由研究腦的功能，我們瞭解了精神性壓力的路徑，然而使用腦構造不同於人的動物做實驗無法證明這一點。

而且，即使同樣是精神性壓力，但由於人類腦部特別發達，能感受到動物（像白老鼠）感受不到的其他壓力，這也是無法透過簡單動物實驗證明的。

不過，不管身體性或精神性的壓力，都會成爲肉體或精神疾病的導火線，這一點是毋庸置疑的事實。

人的兩大壓力源自「依賴病」與「怨憎心」

剛才我們提到，有些壓力只有大腦發達的人類才能感受到。

人類才有的壓力是什麼呢？

我覺得有以下兩個特徵：

①因爲不愉快所產生的壓力

②自己爲別人做的事沒有得到適當的評價而產生的壓力

首先是「因爲不愉快所產生的壓力」，這是人常有的壓力，而且是很大的壓力。

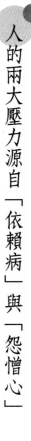

例如，打彈珠贏了，珠子不斷湧出，讓人覺得很爽，這就是「快感」。

但就算贏了，珠子也不可能永遠往外湧，總有一刻會停下來。於是，剛才還很有感覺的快感，因爲珠子停止湧出，就變得「不愉快」，成爲一種壓力。

請回想一下。

釋迦牟尼說壓力不會永遠持續，就是「無常」。這也就是說，「快感」也不會永遠持續。壓力消失了會很輕鬆，那倒還好，但如果快感消失，就會變成「壓力（不愉快）」。

因爲酒精得到太多的「快感」，沒有酒精就渾身不舒服的人——這種壓力大得無法估量。還有沉迷於性和暴力的快感的人，沉迷於網路、遊戲、購物的人……這些都很麻煩。

之所以說麻煩，是因爲對失去的快樂的渴求太強烈，就會成爲一種「依賴症」。

對失去的快樂太執著，就會無法控制心智，這就是「依賴症」，可能發生在任何人身上。

為什麼不讚美我

另一種壓力——自己爲別人做的事沒有得到適當的評價而產生的壓力，也很麻煩。

爲什麼呢？**因爲一個人很難解決這種壓力**。

而且，這種壓力幾乎所有人都體驗過，只是程度上有差別。

例如，每天爲家裡人著想做家務，卻得不到一聲「謝謝」的主婦；爲了上司和客戶通宵工作，卻得不到誇獎的上班族；拚命學習，卻被說成是理所應當的應考生；精心挑選禮物，卻不合對方心意的戀人……。

每個人都感受到了這種「沒有得到適當評價」的壓力。

不過，自我評價和別人給的評價之間有差距，從某種意義上來說也是無可奈何的事情。不一定是自己有問題，也不一定是別人有問題。如果不理解這一點，就會產生

「以怨報德」之類的爭議。

正因爲如此，要解決這種壓力很困難。

我認爲釋迦牟尼是偉大的壓力研究者，他曾告訴弟子「苦有三苦」：

①疼痛之類單純的苦

②不愉快之苦

③不被他人認可的苦

他一針見血地指出了身體性的壓力和只有人類才有的兩種腦壓力。

不過，既然釋迦牟尼已經指出了這些壓力，那就是說，人類從他的時代直到現在爲止，兩千五百年之間一直爲同樣的壓力所困擾，一樣也沒有克服過。

為什麼夜晚失控或崩潰的人比早晨多？

最近，在電車上常常會看見失控的人。

以前，在電車裡大鬧的要嘛是醉漢，要嘛是平時就粗暴的人。但是，最近的情況大不相同了。

而且，有很多平常老老實實、循規蹈矩的人，忽然發狂失控。

無法控制壓力，感情爆發，做出平常絕不會有的行爲，這就是「失控」狀態。

「失控」這種行爲，簡單地總結其原因，就是「壓力」。

也許有人會想：「這根本就是不言而喻的事！」

但是，從腦科學的角度來看，就不太一樣了。壓力到來時，一般情況下大腦會切換神經路徑，防止抓狂。如果切換失敗，就會歇斯底里。這正是腦壓力積蓄引起的症狀，也就是失控狀態。

那麼，一般情況下可以控制的大腦開關，爲什麼會不能控制了呢？

很多失控的人會說：

「我也不知道，不知不覺就爆發了……」

「當時怎麼也忍不下去了……」

也就是說，他們平時是不會爆發、可以忍耐的。

那爲什麼平時可以做到的事情現在就做不到了呢？一定有原因。

我認爲，這正是因爲「血清素神經」的功能降低引起的。

血清素爲大腦帶來平靜的清醒，換句話說就是喚回「平常心」。保持平常心，就是大腦的切換十分順利，既不抓狂也不興奮，平和地運行。

另外，動物實驗也證明，血清素神經功能低下，生物就會產生殘暴行爲。

在白老鼠實驗中，把血清素神經遭破壞的白老鼠和小鼠放在一個籠子裡，白老鼠竟然做出了**咬殺小鼠的殘忍行爲**，這在平時是絕不會發生的。

然後，爲殘暴的老鼠補充血清素，牠就會回到平常的溫順狀態，剛才的殘暴便魔術般地消失了。

老鼠的情況不能直接套用在人身上，但可以充分推測出，血清素神經功能低下，感情和精神狀態就很難保持平時的冷靜狀態。

晚上回家時失控的人比早上滿載乘客的電車裡多，也可以證明這一點。

上班途中電車裡單純的身體壓力，早高峰比晚高峰時間段集中，壓力也更大。但是，幾乎沒有人在早上失控。這是因爲**早上血清素神經比較活躍**。詳細情況我會在第三章裡說明。

人一整天生活在社會中，被上司訓斥、同事抱怨……，經受各種壓力，血清素神經會逐漸衰弱。衰弱的血清素神經無法忍受壓力，會敗給壓力。我想，這就是爲什麼晚上失控的人比較多的原因。

對抗壓力的「秘密武器」不是只有一種

「壓力無法戰勝」。

壓力持續，生物體就會死亡，毫無疑問，這是眞實情況。

這樣的話，人不是太無能了嗎？

不就和在壓力實驗中一動不動、安靜忍耐的白老鼠沒什麼區別了嗎？

我們眞的什麼應對辦法都沒有嗎？

先說結論吧！

我們有辦法。

而且，辦法不止一個。我們可以根據自己的情況選擇有效對應壓力的辦法。

例如，壓力研究的先驅釋迦牟尼就教給了我們一個方法。

釋迦牟尼教給我們對抗「苦＝壓力」的方法，就是「坐禪」。

經過了六年的苦行仍未開悟的釋迦牟尼，通過坐禪開悟，從腦科學上來說，這並不偶然。實際情況是，透過坐禪，釋迦牟尼啓動了腦中「重要的部分」。

說到坐禪，大家可能會認爲就是坐著冥想。當然，冥想是很有意義的一種活動。但是，坐禪最重要的是呼吸。意識到悠長的腹式呼吸並有規律地重複，這就是坐禪時的呼吸法。

實際上，這種悠長的腹式呼吸持續一定時間，腦中「重要的部分」就會發生變化。出現變化的部分，就是和憂鬱症、恐慌症密切相關的「血清素神經」。

有一定規律的運動叫做「韻律運動」。腹式呼吸會以一定的韻律活動腹肌，使它們以同一種韻律運動。血清素神經是一種有趣的神經，會隨著韻律運動被啓動。

啓動血清素神經，具體地說，就是血清素這種神經傳導物質的量會增加。血清素有清醒作用，能讓大腦保持平靜清醒的狀態。釋迦牟尼因坐禪開悟，可以說也是清醒的功勞。

另外，啓動血清素神經，不僅可以預防憂鬱症、恐慌症等精神性疾病，還能讓人更能忍受物理性的疼痛。而且，精神上的清醒，也有利於冷靜判斷和應對壓力。

不過，光這些不能算是對壓力絕對有效的應對方法。不管怎樣啓動血清素神經，巨大的壓力襲來時，還是會啓動壓力路徑，我們的身心都會生病。

我認爲，啓動血清素神經，可以說是「爲順利承受壓力作身心準備」。儘管只是作準備，但平常就啓動血清素神經，多少能比較順利地承受壓力，做不做還是有很大差別的。

老鼠和其他動物都具有這種基本功能。

只要能充分發揮這一功能，啓動血清素神經，不光是人類，其他生物也能承受不同程度的壓力。也許是因爲，這是生物進化過程中獲得的基本能力吧！

不過，前面講過，人類有其他動物所沒有的「精神性壓力」，人類的壓力比其他動物大，若還是只能啓動血清素神經，略顯不公平。

實際上，這也是我在研究血清素神經的過程中意識到的，人類還有一種其他動物沒有的「抗壓能力」。

而且是一種具有爆炸性效果的秘密武器。

那就是「**眼淚**」。

也許有人會想，其他動物也有眼淚啊！但實際上，眼淚有三種（詳細在第四章介紹），其中有人類才流的「眼淚」。而且，那正是**把腦中的壓力一口氣清洗乾淨的秘密武器**。

只有人類才流的眼淚是「感動的淚」。

類人猿中擁有高智慧的黑猩猩，遺傳基因和人類有百分之九十九是一致的，但黑猩猩也沒有「感動的淚」。

高興時、悲傷時、感動時、同情別人時，人都會流淚。我們毫無察覺地流著淚，但從生物學上說，這是只有人類才會的、了不起的事。

「腦的發達」是壓力的開始

那麼，爲什麼只有人才會流「感動的淚」呢？

人類之所以會流感動的淚，是因爲人類有其他動物沒有的腦，那就是「前運動區」。

前運動區是腦中嶄新的部分，是人類在進化過程中產生的。有些動物也擁有前運動區，但都遠不如人類發達。

正因爲如此，能流淚的只有人類。

剛才介紹了兩種人類才能感受到的精神壓力——「不愉快之苦」和「不被他人認可的苦」。只有人類能感受到這兩種壓力，實際上是因爲這兩種壓力和前運動區的發達有關。

也就是說，人類腦中的前運動區變得發達，同時也感受到了其他生物感受不到的壓力。不過，與此同時，人類也獲得了其他動物所沒有的高效「抗壓能力」。

我們都知道，流過淚後會覺得心情爽快，精神上也輕鬆了。

不過，其中原因很長時間不爲人所知。

也就是說，我們一直以來，**承受著人類特有的壓力，卻完全沒有意識到人類特有的抗壓能力**。

實際上，哭了以後感到爽快，是因爲腦中進行了「從壓力狀態到放鬆狀態」的決定性的轉換。

人類具有這種能力，是一大福音。

我們的生活中充滿了壓力。

我要再重複一遍，壓力是不可戰勝的。

我們的身體就是如此，毫無辦法。

如果沒有「腦壓力」的意識，就可能會一直爲「心理壓力」這種無形的壓力煩惱。

但是，只要意識到這一點，人類即具有兩種非常好的抗壓能力。當然，這也是「消除」腦壓力的關鍵。

一種是透過啓動血清素神經獲得的「承受壓力的能力」，一種是通過流下（人類才有）感動的淚所獲得的「放鬆壓力的轉換能力」。

巧妙運用這兩種能力，和壓力共存。我認爲，這才是過上美好人生的最好辦法。

2

決定人生質地的「三種腦」

「心的位置」在大腦中的兩個部位

隨著腦研究的發展，現在我們知道大腦中有「心的位置」。一直以來，英語中的「heart」同時表示心臟，所以大家認爲「心」在心臟裡。當然，這是一種思考角度的轉換。

不過，大多數人滿足於知道這一事實，很少有人正確理解心在腦中何處。**說得明白點，只模糊知道「心在腦中」，等於什麼都不知道**。當然更別談什麼「消除」壓力了。

因爲壓力而患上心病，原因也在腦中。

我使用「腦壓力」這個詞，也是希望大家明確知道「心的位置」。要應對精神性壓力，必須要搞清楚「心的位置」。

我們人類的腦比其他動物要來得大。就腦與身體的比例來說，可以說人類擁有最大的腦。黑猩猩和人，只要看看大腦就一目了然，人的額葉大得多。

人類的大腦在進化過程中逐漸發達。因此，其構造是以最原始的「腦幹」爲中心，在其外側逐漸「增建」新的腦。

腦幹又叫「自立腦」，擁有呼吸、循環、消化等自律神經機能，還有調節咀嚼、步行等基本生命活動的運動機能。

腦幹上部是間腦的「丘腦下部」，丘腦下部又叫「生存腦」，調節食欲、性欲等生存不可缺少的功能。

位於丘腦下部外側的是「大腦邊緣系」。這裡是形成喜怒哀樂、憤怒恐怖等各種感情的地方，又叫「感情腦」。我們身邊的動物，如貓狗等寵物，會做出感情豐富的行爲，是因爲牠們腦裡有大腦邊緣系。

人類的腦和其他動物的一大區別，是大腦邊緣系外面還有位於**大腦最外側**、**發達的「大腦皮質」**。

圖 2-1　發達的人腦

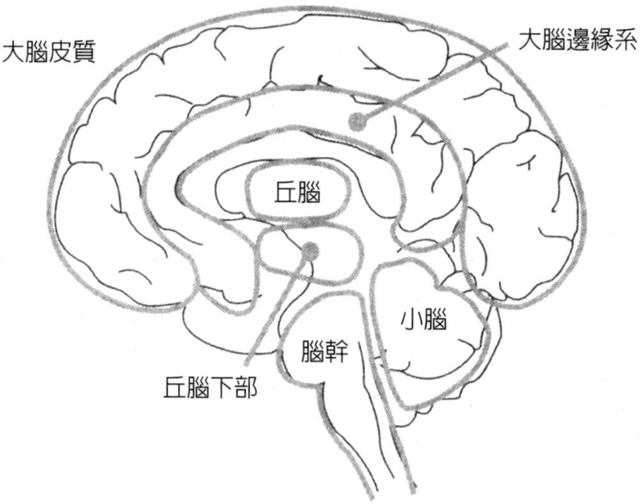

圖 2-2　大腦皮質的四分類和前運動區

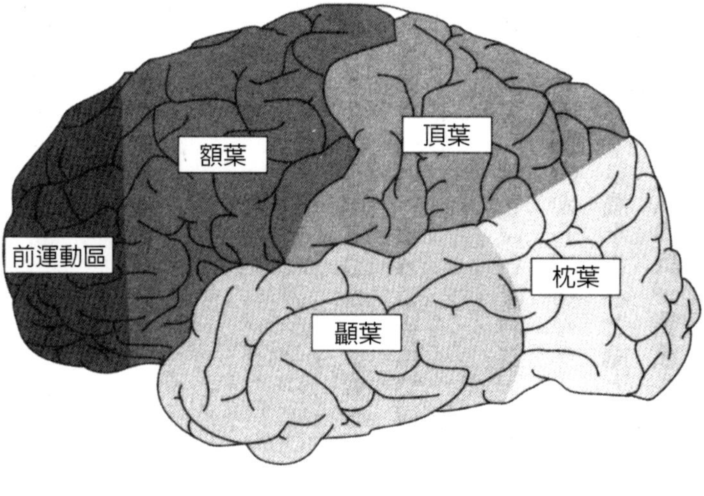

人類有豐富的智慧，會使用語言，過社會性生活，就是大腦皮質發達的結果。大腦皮質在位置上又分爲四大類。位於頭部前方額頭附近是「額葉」，位於兩側是「顳葉」，頭頂附近是「頂葉」，在後腦勺的則是「枕葉」。大家應該聽過這些名稱吧？

那麼，「心」在腦的哪裡呢？

心實際上在兩處：一處是在感情腦（大腦邊緣系）；另一處是在和感情腦緊密相連的「前運動區」。

額葉中，位於最前方的部分叫做**前運動區，「心」主要就在這裡**。也就是說，**前運動區可以讓我們感受到壓力，也可以消除壓力**。這是形成所有「人性」的腦，也是產生腦壓力的腦——在這一章裡，將會進一步瞭解前運動區的作用。

失去前運動區的人會變成怎樣？

前運動區對人類來說是非常特別的。

之所以這樣說，是因爲這是讓人類最有「人性」的腦。

在神經學家安東尼奧·R·達馬西奧（Antonio R Damasio）所寫的《生存的腦——心、腦與身體的神秘》一書中，記有前運動區因事故受傷的人的案例。

此人受傷的只有前運動區，腦的其他部分都完好無損。

遭遇事故固然不幸，但與事故前相比，很明顯只有前運動區的功能受到了損害。擁有發達的前運動區的只有人類，這一部分如何運作，在動物實驗中無法驗證。從這個意義上來說，這個案例在醫學上很重要。

從事故中恢復後，一眼看上去，這個人和其他人相比沒有什麼異樣。會說話，走路也很正常，還會自己吃飯、排泄。

但是，只有一種能力失去了。

那就是「**社會生活**」。

具體地說，就是這個人**無法和他人進行社會性的交流了**。

平常，我們在和人交流時要使用「語言」。所以，會誤認為人們是藉由語言而理解對方的思想。

但是，這個案例告訴我們，並非如此。

爲什麼呢？這個人會好好說話，也能理解對方說的內容，但無法抓住對方的思想。

實際上，我們在與人交流時，會無意識地從對方的動作、表情、聲調中讀對方的心。

這個人無法進行社會交流，是因爲無法再從「非語言的部分」讀懂對方。而且，這個人也不再能出於自願地做好工作。也就是說，他無法在人際關係中自在地生活下去。

這就表明，前運動區對人作爲社會一員生存下去，是不可或缺的。

活下去沒問題，但無法進行社會生活，你想起了什麼？

是的，就是「**尼特族**」❶、「**家裡蹲**」們，很接近這種狀態。

除了抗拒和人接觸，他們一樣在家過著普通的生活，吃飯、看電視，通過網路還可以和外界交流。

重點是「只要有網路」。

他們也聊天、發EMAIL，但討厭和人面對面談話，電話都不怎麼打。也就是說，他們討厭和人直接交流，而是喜歡一個人關在房間裡，喜歡電視、電腦這些不需要現實交流的東西。

但是，人類是不能獨自生存的社會性生物。正因爲如此，大腦才會發達進化，掌握語言能力，培養從對方的行動和表情中讀取心中思想的能力。

不能和他人進行直接交流，或者不願意，甚至連想像也做不到，這對身爲「人」

來說，是一種很危險的狀態。

不過，他們並沒有失去前運動區，只是前運動區的功能弱化了。只要意識到這一點並努力鍛鍊，弱化的部分就會恢復甚至加強。

懂得模仿以及理解他人心理的能力

「臉上在笑，心裡在哭」。

這句話說明人類有很了不起的能力。

請想一想，對方臉上在笑，我們爲什麼知道他「心裡在哭」呢？

❶尼特族：是「Not in Employment, Education or Training」的縮寫。指一些不升學、不工作、不進修、不參加就業輔導，終日在家無所事事的人。

這句話說明，就算有意識地隱藏心理活動，人也能看透對方的內心，能看透別人想隱藏的東西。

人天生就具有這種能力。

嬰兒能經由母親的聲音、視線，甚至是皮膚的溫度等感覺，讀懂母親的心，就是使用了這種能力。

不過，與其說是「讀懂」，不如說是「感覺到」。而要將「感覺」轉化爲「認識」，還需要大腦皮質中語言腦的發達，與前運動區的能力相連通。

小孩是透過「模仿」來完成這一過程。

幼稚園的小孩經常模仿周圍的人，有兄弟姐妹的會模仿哥哥姐姐，沒有的會模仿父母，或是幼稚園老師等身邊的人。

這是經由模仿對方的語言行動，做出相同的語言行動，體驗和學習對方的心理，爲什麼別人要這麼說、要這麼做。因此，**「模仿」是讓大腦發達的重要訓練**。

孩子在反覆的模仿中，讓前運動區變得發達。

同時，「模仿他人」這一行爲，幫助我們在理解他人心理時，也把他人和自己的區別輸入腦中。

因爲孩子在模仿他人時，會認識到自己和他人的區別：自己能做什麼、不能做什麼；自己這樣想，別人卻那樣想。確立「自我」的同時，也造就了「理解他人」的腦。孩子的腦，通過一個行動，同時學到了許多東西，養成了多樣能力，正因爲如此，人在成長時，會學會一系列複雜的程式：可以一邊進行語言交流，一邊觀察對方的行動，讀懂對方的心。

最近年輕人把不會看眼色的人叫做「KY」❷，不會看眼色，也就是讀不懂在場

❷ KY：取自日語「空気を読めない」的首字母，直譯為「不會讀空氣」，引申為「沒眼色」、「不會看人臉色」之意。

的人的心理，換句話說，就是「前運動區不好用」的人。

既然出現了「KY」這樣的詞，說明這樣的人越來越多了。我想原因之一在於**「核心家庭」**這種家庭形態。

爲什麼這樣說呢？「通過非語言因素讀懂對方」的能力，在大家庭中能自然而然地掌握。

最近，基本上聽不到「核心家庭」這個詞了。也就是說，父母和孩子的小家庭已經變得理所當然。不過，從大腦的發育這一點來看，這並不是件好事。

特別不利於腦發育的是「讓電視機守護孩子」。

母親很忙，沒人照看孩子，經常就會在做家務的時候，讓孩子「乖乖看電視」，讓電視機照顧孩子。

這種心情我能理解。

但是，不管孩子怎麼跟電視機說話、對著電視機笑，電視機都不會有任何反應。這就不能稱之爲交流。

經常看電視的孩子會模仿電視機裡的人物，但對方沒有反應；這和直接模仿他人相比，腦中所起的反應是不同的。既然交流不成立，也就失去了觀察對方反應來修正自己、以達到正確理解這一重要步驟的意義。

簡單來說，因爲沒有交流，就只能達到很曖昧的理解：「也許對方是這樣想的吧？」這樣既不能理解他人，也不能確立自我。也就是說，前運動區不能充分地發育。

在孩子小時候，由「誰」來看顧他們，對腦的發育狀態有很大程度的影響。

「遊戲腦」為什麼變成壞東西？

有沒有聽說過有一種通過「血流量」判斷腦的活動量的方法？血流量大，說明使用了很多氧氣在進行代謝。血流多的地方在活躍地運作，血流少的地方則運作較緩。

所以說，前運動區功能不太好的人，不能讀懂人心、不能和他人順利交流的人，前運動區的血流量也少。

乾燥是肌膚的大敵，也是腦的大敵。即使一開始大腦發育完全，若不讓其發揮功能，能力也會衰退。這和肌肉是一樣的。如果每天練習，肌肉就能保持強健，偷懶就會馬上退化。維持運行狀態，維持大腦血流量充沛很重要。

那麼，怎樣增加前運動區的血流量呢？

有趣的是，改善前運動區血液循環的辦法是運動。說是運動，但並不是鍛鍊肌肉之類的劇烈運動，而是散步等保持一定韻律的「韻律運動」能改善前運動區的血液循環。

那麼，反過來問，怎樣會影響前運動區的血液循環呢？運動能增加血流量，那麼運動不足就會影響血流量。

前面提到過「遊戲腦」，指出電視遊戲會爲腦部帶來負面影響。

實際上，這種說法既對、也不對。

之所以這麼說，是因爲現在的遊戲多種多樣，不能一概說「遊戲不好」。

不過，可以斷言，重複且單調的遊戲，對腦很不好。

例如持續打倒出現的敵人的遊戲，就是對腦有害的單調遊戲。即使是角色扮演類的故事性遊戲，若是選擇項少、不用思考的話也很危險。對腦進行研究，會發現玩這種單調重複的遊戲時，前運動區的血流量會漸漸減緩。

所以，曾經熬夜玩電動的人有必要重新審視自己的生活習慣。

經常有喜歡打電動的人說，自己通宵不睡打電動，可以連續幾個小時做同樣的事，這說明他們基本上沒有給予腦負擔，才能打一整晚的電動，但這對大腦是不好的。

只要是使用腦和身體，就會疲勞，這會成爲一種壓力，不可能持續很久。連續幾小時埋頭打電動，是日常生活中不可能有的異常狀態。

現實世界中，面對自然和他人，選擇往往是無限的，對象和狀況不同，答案也不同。和現實世界的這種交流相比，選項少、結果既定的電玩世界，對腦來說非常單調。

玩電動的人可能會說：「我可以邊想邊玩啊！」但從有限的選項中選擇一個正確答案，對大腦來說並不是什麼了不起的工作。

做單調的事情，前運動區的血液循環確實會變差。

不過，最近也有了像模擬敲擊太鼓等使用身體、改善前運動區血液循環的電動。在這些遊戲中大腦要運作，雖然不是很辛苦，但也不能持續一整晚。

所以，不是所有電動都對腦有不良影響，但可以連續玩幾個小時的單調遊戲對大腦不好，這一點請記住。

腦和身體密切相關。運動不足會引起腦的功能低下，這樣說並不爲過。

你還想犧牲自己的大腦玩電動嗎？

「能忍的小孩」與「不能忍的大人」之差別

孩子的忍耐力不如大人強。

要哭要怒，感情會立即直接表現爲語言和行動。

爲什麼孩子不擅長控制情感呢？

孩子無法壓抑自己的情感，是因爲前運動區還沒有充分發育。

不光是前運動區，大腦的其他部分也沒有完全發育成熟。

剛出生的嬰兒睡覺時不會翻身，隨著成長，長骨固定了，才會翻身，不久就會站起來蹣跚學步了。這說明關於這些運動的腦（大腦和小腦等）發育了。

嬰兒最初只能發出無法理解的單音節，漸漸地能夠說得出有意義的詞了，三歲左右的孩子說的話完整得令人吃驚。這是因爲語言腦的驚人成長。

容忍之心也同樣如此。嬰兒的感情都是赤裸裸的，隨著成長，母親和周圍的人會叫他「稍微忍耐一下」、「已經不是小孩了，在這種地方要保持安靜」，學會社會生活必需的忍耐，也就有了「容忍之心」。

這時，另一項十分重要的能力——「**從表情讀懂對方的心**」也得到了磨鍊。

例如，孩子們在爭玩具的時候。

一歲左右的小孩不管對方是哭還是生氣，都把自己的感情放在第一位。

不過，他們有了容忍之心後，看到對方哭起來時，會說「好吧」，把玩具讓給對方。這是用理性壓抑了自己「想要玩具」的情感，這樣做是理解了對方的悲傷，也就是讀懂了對方的情感。

不理解對方的心情，就不會壓抑自己的情感。

也就是說，容忍之心的培養和讀懂對方心理的前運動區的發育是同步的。

有這樣的實驗資料。

給小學裡喜歡欺負別人的孩子和不欺負別人的孩子看同一張人物照片，讓他們從照片上的人物的表情，猜測人物的心情。

結果截然不同。

喜歡欺負別人的孩子，從表情讀懂人物感情的能力，很明顯要差得多。

他們會覺得生氣的臉是無表情，笑臉是嘲笑對方。

問喜歡欺負別人的孩子：「爲什麼對方很討厭這樣，你還不住手？」他們經常會回答：「沒有覺得對方是不喜歡的。」這是眞話。

也許有人會覺得：「這是爲掩蓋自己的錯誤撒的謊。」

當然也有些孩子明知道對方不愛還是幹壞事，不過很多喜歡欺負別人的孩子是因爲不能讀懂對方的表情，從而產生了「誤解」。通過表情讀懂心情的能力不足，也就是控制自己感情的能力不足。所以，他們無法停下欺負別人。

不過，這樣的孩子，如果只是前運動區因爲某種理由發育遲緩，只要鍛鍊前運動區，自然就能養成「容忍之心」，掌握「從對方的表情讀懂感情」的能力。

孩子不能控制感情，是因爲前運動區還不發達。

那麼，大人是什麼狀況呢？

我們有時會遇到像孩子一樣感情爆發的大人。這種大人也是前運動區不發達嗎？

先說結論吧，答案是「No」！

大人不能控制感情，原因和小孩不同。很多大人是因爲疲勞、酒精攝入過度等原因，減弱前運動區的功能。

第一章中講過晚上在電車裡失控的人比早上多，是因爲晚上壓力累積，接受精神性壓力的「血清素神經」衰弱的原因，同時晚上喝酒的人多，也是失控的人增多的原因之一。

平常可以忍耐的事，因爲喝了酒而不能忍耐，最終變成爭吵和打架，喝酒的人大概都有如此體驗。這種失控，正是前運動區功能弱化的狀態。

就這樣，大人和小孩，同樣是「無法控制感情」，但原因截然不同。

掌握理性之鑰的「同感腦」

理解了對方的感情，才會有容忍之心。

那麼，爲什麼理解了對方的感情，人們就會「想要忍耐」或是覺得「必須忍耐」呢？

大家覺得，我們會在什麼時候想要「自我忍耐、謙讓對方」呢？

是在**對方的感情引起「同感」的時候**。

對方的悲傷和痛苦引起了同理心，我們就會覺得「既然他這麼悲傷」、「既然他這麼痛苦」，而壓抑自己的情感來讓著對方。

「同感」，字面意思是「相同的感情」，解釋得更詳細一點，就是「讀懂對方的感情，自己感同身受」。

抑制感情的是理性，實際上驅動理性的，是「同感」。

動物也有感情，但很少對其他同類有同感，只有人類有同感。也就是說，人腦（大腦皮質）有同感的功能。

那麼，人腦中的哪個部分有這一功能呢？

實際上，在本章開頭我們所提到「心的位置」的前運動區裡、最中央的部分，亦即「內側前運動區」有這個功能。

因此，內側前運動區又叫做**「同感腦」**。

簡單地說，「內側前運動區」就是額頭正中的地方。佛像額頭上有塊小小圓圓地方，叫做「白毫」，所對應的腦部區域就是「內側前運動區」。

人在社會生活中必需的「容忍之心」和「同感」都是「內側前運動區＝同感腦」創造出來的。

人類的特性由「三種腦」所構築

現在我們知道了，帶來「人性」的前運動區，以及位於其正中的同感腦，正是我們的「心」中履行著共鳴、忍耐、理性等社會性功能的部位。

那麼，前運動區其他的部位在幹什麼呢？

實際上，前運動區有三大功能。

其中之一是前面講到的「同感」，還有兩大功能是「工作」和「學習」。

各大功能在腦中的位置是這樣分布的：「同感腦」在前運動區的正中央，「工作腦」在同感腦的外側上方，「學習腦」在同感腦的外側、工作腦的下面。

所謂大腦，簡單地說，就是神經束。

圖 2-3　前運動區的三大腦

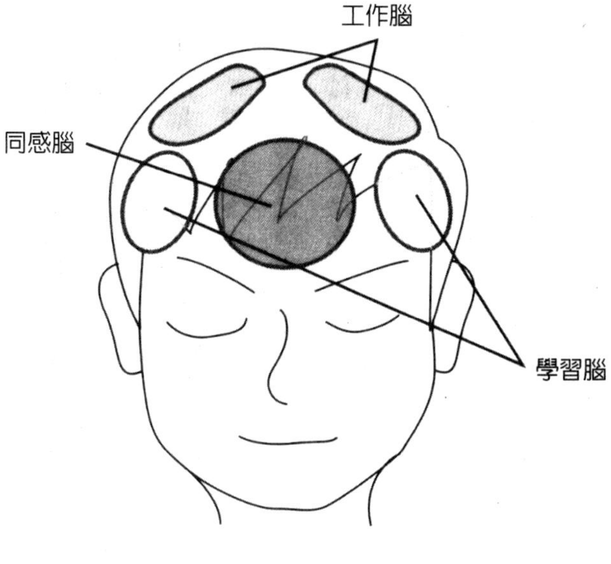

眼、耳、鼻、口、皮膚感覺到的資訊，通過遍布體內的神經傳到大腦。所以，人能夠看到東西、聽到聲音、判斷氣味和味道、感到疼痛，歸根究柢都是腦的感受。

正如身體和腦有連接網路，腦中各部分也有相互連接的網路，彼此影響著。構築起腦中網路的神經細胞數有一百五十億之多，我們稱之爲「某某神經」。通常這些神經細胞的名字是根據神經在傳達資訊時所使用的「物質」去命名的。這些物質叫做「神經傳導物質」或「腦內物質」。大家聽說過「多巴胺」、「去甲腎上腺素」吧？這些都是神經傳導物質。

常聽說大腦是透過微量電流來傳達資訊。確實，腦中流動著微量的電流，但在神經和神經之間傳達資訊的，不是電流，而是電流刺激下釋放出的神經傳導物質。

也就是說，使用多巴胺這種神經傳導物質傳達資訊的神經叫做「多巴胺神經」，使用去甲腎上腺素的叫做「去甲腎上腺素神經」，使用血清素的叫做「血清素神經」。

構成前運動區的三大腦——「同感腦」、「工作腦」以及「學習腦」，和這三種神經緊密相連。

「學習腦」是多巴胺神經。

「工作腦」是去甲腎上腺素神經。

「同感腦」是血清素神經。

人類的心靈，實際上是這些腦功能的體現。

人心不定。平時很周到的人，有時也會焦慮、激動，每時每刻都不一樣。

這種感情的變化，是由腦的活動狀況引起的。三大腦各有特徵，人類的心情，因其中各部分活動的強弱而發生變化。

「學習腦」——操縱快感的「多巴胺神經」

所謂學習腦，顧名思義就是在學習時運作的腦。而所謂的「學習」對腦來說是怎麼一回事呢？實際上就是「**以回報為前提的努力**」。
以回報為前提的學習，動物也會。
馬戲團的動物學玩把戲，是因為可以得到「食物」的回報。
教寵物犬握手、坐下，也要用食物作為回報。
不過這類似條件反射，對人類來說，「學習」和「回報」的關係更複雜。
人類的回報，用一句話形容就是「**快感**」。
具體來說，是地位、名譽、金錢，對女性來說，美麗也會成為回報。
快感是什麼？為什麼努力？因人而異，但大家都在為了「回報」而拚命努力。
例如，現在有從幼稚園開始就為了考試而學習的人，努力到這種程度，是為了進好學校、取得好成績，進好大學、好公司。為什麼要這麼努力進好的公司，是因為認為這樣可以領到較高薪資、和優秀的異性結婚、生聰明的孩子、建立幸福的家庭——
實際上不可能這樣一帆風順，這是「夢想」！但為了「夢想」與得到回報要不斷努力，可以說是人類的一大追求。

啓動學習腦功能的，就是多巴胺神經。

多巴胺是一種讓腦興奮的興奮物質。而且，多巴胺帶來的興奮就是「快感」。奧運會游泳金牌得主北島康介在得到金牌後說的「超高興！」廣爲人知，就是多巴胺讓大腦處於興奮的一種狀態。

這種「快感的興奮」，讓人心情愉快，同時也帶來「幹勁」。

例如，考試取得了好成績，會感到高興和愉快，同時，也湧起了下次要考得更好的雄心壯志。

也就是這樣的過程：以「回報」爲目標努力，得到之後，更有積極性、愈加努力。看起來挺好的循環，但實際上隱藏著陷阱。

那就是**得不到回報的時候**。

付出了努力，就一定能得到回報？未必如此。

而且，把金錢、名譽當做報酬，就會產生限度。

多巴胺神經使我們只要能得到回報，就會更積極地努力；而另一方面，一旦無法得到回報，就會認爲「得不到快感」是「不愉快」，進而形成龐大的壓力。

第一章提到過，人類特有的壓力之一，就是**「因得不到快感產生的壓力」**，確實如此。

人類追求「快感」的意願很強。正因如此，「不愉快」會產生莫大的壓力。而且，壓力太大，有時還會發展爲「依賴症」。

廣爲人知的「酒精依賴症」，即只要戒斷喝酒，經由酒精所帶來的快感就會消失，會更想要喝酒，喝了還想喝，最後爲了喝到酒什麼都肯做。

到了這個地步，光靠自己的意志力已無法控制，不能算是正常的心理狀態，需要醫生的治療。

還有藥物依賴、購物依賴等各種各樣的依賴症，相同的是，一開始這些都帶來了

「快感」。

多巴胺神經在正常狀態下會帶來正面的意願和心態。同時也帶來食欲、性欲等生存必不可少的欲望，對生存而言十分重要。但如果過度興奮，也有引發依賴症這種嚴重問題的危險性。

「工作腦」——危機管理中心「去甲腎上腺素」

工作腦的主要功能是「工作記憶」。

也就是**「在一瞬間分析各種資訊、對照經驗，以選擇最佳行動」**。

例如開車。動物不會開車，而前運動區不發達、缺乏經驗知識的小孩也不會。成年人喝酒後前運動區功能低下，也不能安全駕駛。

像開車一樣，要在同一時間做各種各樣的工作，對腦來說也很困難。所以，前運動區如果沒有正常運作就做不到。

和工作腦的這種功能密切相關的就是去甲腎上腺素神經。

去甲腎上腺素和多巴胺一樣是興奮物質，不同的是去甲腎上腺素是與「生命危機」及「不愉快狀態」戰鬥的腦內物質，和多巴胺的「快感」相反，其所帶來的是「憤怒」以及「面對危險時的興奮」。

例如，當競技場上的格鬥者或是戰場上的戰士十分生氣的時候，都是大腦因爲去甲腎上腺素而呈現興奮的狀態。

去甲腎上腺素如果適量，會爲大腦帶來適度的緊張，讓工作記憶順利進行。因此，適度的緊張有利於工作和駕駛。

那麼，什麼樣的刺激會產生去甲腎上腺素呢？

身體內外加諸的壓力刺激，會導致去甲腎上腺素的生成。

所以，適度壓力還好，如果壓力過大，去甲腎上腺素過多，大腦就會陷入緊張，反而無法進行工作記憶。

去甲腎上腺素神經不光分布在工作腦，它在腦的各部分都有網絡，應對身體發生的危機，引起各種反應。其功能用「**危機管理中心**」來形容再恰當不過。

例如，去甲腎上腺素神經會發動自律神經，引起血壓升高、心跳加速等，準備應對危機狀況。還能讓去甲腎上腺素這種興奮物質遍布全腦，誘導大腦「熱情的清醒」，判斷這次戰鬥有多少勝算？是戰還是逃？並採取具體行動。

我們人類生存到現在沒有滅絕，說是去甲腎上腺素的功勞也不爲過。

如果推動工作進行、危急時刻發動自衛的去甲腎上腺素神經過度興奮，也會帶來壞影響。

那就是「**失控**」。

去甲腎上腺素過剩的主要原因，是過度的壓力。壓力過強、積累過多，加上長時間持續，去甲腎上腺素就會過剩，也就無法控制大腦的興奮程度。

這種由去甲腎上腺素所造成的大腦異常興奮，會引起憂鬱症、焦慮症、恐慌症、強迫症、對人恐懼症等各種精神疾病。

壓力持續會變成憂鬱症，這不光和血清素神經有關，和去甲腎上腺素神經的過度興奮也密切相關。

「同感腦」——腦的指揮者「血清素神經」

關於同感腦的功能：「社會性」、「同感」，前面已經講過，現在主要談談它和血清素神經的關係。

學習腦由多巴胺神經啓動，工作腦由去甲腎上腺素神經啓動，同感腦則由血清素神經啓動。

血清素和去甲腎上腺素一樣，是讓大腦清醒的神經傳導物質，去甲腎上腺素帶來

「熱情的清醒」，血清素則帶來「**冷靜的清醒**」。

也就是說，讓大腦維持在能進行高速運轉的狀態。

同時，正如去甲腎上腺素神經擁有遍布全腦的網絡，血清素神經也在全腦構築起了網絡。

去甲腎上腺素神經和血清素神經有相似的地方，只有一個根本性的區別，那就是去甲腎上腺素神經會根據內外的壓力刺激改變釋放量，**血清素神經則不管是否有壓力，都會持續釋放一定量的血清素**。

而且，血清素神經有個特點：**其自身並不運作**。

可以想像血清素神經是管弦樂隊的指揮。

指揮只要保持整體的平衡，以演奏出美妙的音樂，本身並不演奏樂器。血清素神經的功能和指揮差不多。

也就是說，通過有規律地釋放出一定量的血清素，血清素神經會壓抑多巴胺神經、去甲腎上腺素神經的過度興奮，保持整個大腦的平衡，帶來「平常心」。

講到「學習腦」、「工作腦」時，提到了由於多巴胺、去甲腎上腺素過度釋放引起的問題，實際上如果血清素神經處於活躍狀態，這兩種神經即使有些過度興奮，也能順利抑制，保持平衡。

當然，血清素如果釋放過量，會出現佛教等修行中所謂看到幻覺的「魔境」狀態，這是修行到一定程度的人才有的狀態，在日常生活中鍛鍊血清素時，是不可能出現這種狀況。可以說，或許會有機能低下一類的問題，但不會像多巴胺神經、去甲腎上腺素神經那樣，出現過度興奮的狀況。

鍛鍊血清素神經就會更抗壓，意味著以其爲中樞的控制機能發生了作用。

「三種壓力」和前運動區聯結！

前面講過，人類面臨著三大壓力。

首先是身體性的壓力。

還有無法得到快感產生的壓力。

第三種是無法得到他人適當評價產生的壓力。

我們知道，身體性壓力和前運動區直接反應於體內外壓力的工作腦（去甲腎上腺素神經）緊密相關。

第二種，因得不到快感產生的壓力和學習腦（多巴胺神經）的功能緊密相關。

第三種，自己認爲是爲了別人好，卻得不到適當評價產生的壓力，也和同感腦（血清素神經）的功能緊密相關。

爲什麼呢？因爲這種壓力是由於單方面認爲「爲什麼不理解我」，沒有考慮對方的心情而產生的。

也就是說，構成前運動區的三大腦和人類所感到的三大壓力是息息相關的。

我認爲這是壓力研究上的重大發現。

人類所感受到的三大壓力，都受到最人性的腦的影響。這樣想，就能理解「腦壓力」和前運動區息息相關，要消除腦壓力，只要鍛鍊多巴胺和血清素就可以了。

其中，保持三大腦平衡的「血清素神經」的作用更是非常重要。啓動它人類才能保持平常心。不僅能承受和同感腦相關的「得不到適當評價產生的壓力」，也能承受「身體性壓力」與「無法得到快感產生的壓力」。

在下一章，將傳授「鍛鍊」血清素的方法。

3

每天只要五分鐘的「血清素鍛鍊」

活動腦部「冷靜的覺醒」

我們的身體會把身體內外的感受作爲資訊彙集到大腦。

大腦判斷這些資訊，告訴身體各部分應該採取何種應對措施。

擔任「資訊通道」角色的就是神經。

神經是神經細胞的集合，細胞們不是緊緊地連在一起，而是相互之間隔著一定的距離；在神經細胞之間的空隙裡移動、傳達資訊的就是「神經傳導物質」。打個比方，神經細胞就像是接力賽的參賽選手，神經傳導物質就像是接力棒。

神經細胞有「軸突」和「樹狀突」兩種突起構造。兩種突起互相攜手，讓神經細胞組成了「神經」。

這些突起的作用各不相同。樹狀突是信息的入口，軸突是資訊的出口。

也就是說，神經細胞從樹狀突接收資訊，將資訊傳到使用電流信號神經衝動的軸突末端，神經衝動到達軸突尖端，放出神經傳導物質，將資訊傳達給下一條神經。

這些神經細胞的接合部分叫做「突觸」。

這是一般神經的構造和運作原理。

一般的神經針對一條資訊只發出一個信號，下一條資訊到來之前什麼也不做。但血清素神經和普通神經不一樣，**沒有來自其他神經的刺激，也會有規律地釋放神經衝動**。

其神經衝動和其他神經的刺激無關，而是自發地以一定的頻率釋放。

賦予不受其他神經影響的血清素神經活動規律性的是**睡眠和清醒**的循環。

血清素神經在人們清醒的時間裡，也就是在腦子清醒的時間裡，以每秒二至三次的間隔持續放出神經衝動。進入睡眠後，頻率就放慢。進入快速動眼睡眠這種深層睡眠後，就幾乎不再放出神經衝動了。到了早上清醒後，又恢復原來的每秒鐘二至三次的神經衝動釋放頻率。

血清素神經從腦幹的中縫核向整個大腦展開軸突。在清醒期間，持續以一定的頻率釋放神經衝動。因此，在清醒期間，血清素神經一直在釋放一定量的血清素，腦內的血清素濃度也保持在一定範圍內。

血清素會給大腦帶來「冷靜的覺醒」，血清素持續定量釋放期間，大腦會保持清醒。進入睡眠後神經衝動頻率減慢，腦內血清素量也隨之減少，不再處於清醒狀態。

血清素神經的這種功能，就像車的引擎在空轉。

只要發動車子，引擎就會開始低速、有規律的運轉；大腦只要清醒，血清素神經就會釋放出低速、有規律的神經衝動。

我們經常說「早上起得來」，實際上「起得來」的狀態，就是醒來後血清素神經馬上釋放出有規律的神經衝動。

醒來後，大腦在血清素神經的作用下，順利進入樹狀突自身受體神經衝動傳導的清醒狀態，這就是我們所感到的「爽快的清醒」。

圖 3-1 典型的血清素神經

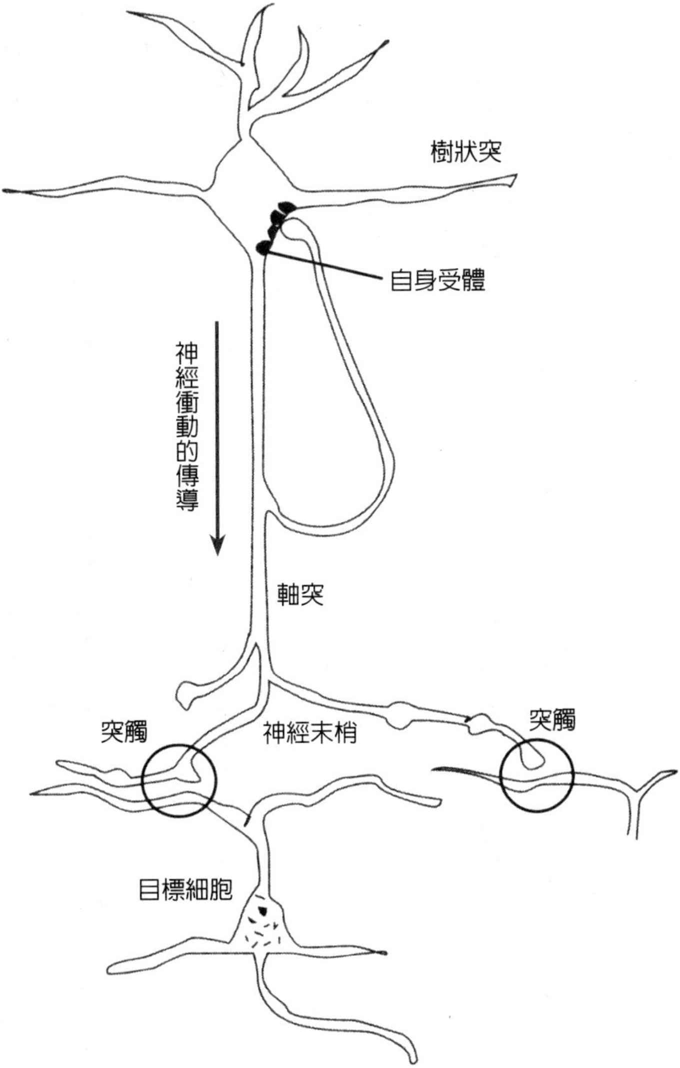

相反，「起不來」就是血清素神經功能低下，無法釋放有規律的神經衝動的狀態。用引擎來打比方，就是空轉不穩定，馬上就會熄火。

空轉不穩定，就不能順利駕駛。同樣，腦的血清素神經放出的神經衝動不穩定，就不能好好工作。

爲了避免這種情況，平時鍛鍊血清素神經、活化血清素神經就很重要。

令身心健康的「五大功能」

提起血清素神經的功能，有人只想到「對憂鬱有效」，其實是大錯特錯。

另外，前面說到啓動血清素神經後，會帶來冷靜的覺醒和平常心，血清素神經的功能絕不僅限於此。

這裡總結一下血清素神經的功能。血清素神經一共有五大功能：

①冷靜的覺醒
②保持平常心
③交感神經的適度興奮
④減輕疼痛
⑤保持良好姿勢

第一種「冷靜的覺醒」，是適度抑制大腦皮質的活動，將其功能維持在高水準，爲人類大腦帶來理想的覺醒狀態。

前面提到過，這種功能，需要腦中的血清素濃度保持在一定水準以上。

第二種「保持平常心」，是調整心態的功能。

血清素神經能對去甲腎上腺素神經和多巴胺神經這兩種時常失控的神經施加作用，抑制失控，並保持適當的興奮狀態。因此，只要血清素神經正常工作，就很容易控制精神性壓力，即使有壓力，也不會被壓力擊垮而變得焦躁易怒；相對地，即使有高興的事，也不會過於興奮到手舞足蹈。

當然難過時還是會難過，高興時還是會高興，能冷靜地控制自己的狀態就是「平常心」。

這種平常心的重要性，看看運動員就能深切感受到。

運動時常伴隨失誤。例如棒球的投手投球失誤，讓對方打了安打。如果投手這時開始動搖，以後就很難投出好球。不過，如果能把失敗僅僅看成是失敗，定下心來，就能恢復正常投球，挽回失誤。

所謂平常心，就是保持適度的緊張，這是最能發揮個人能力的狀態。

第三種是「交感神經的適度興奮」。

我們的神經由「交感神經」和「副交感神經」兩種自律神經支持著。

自律神經就是與意志無關而運作著的神經。

例如，我們在吃東西時，消化器官會自動消化、自動吸收營養。我們無法有意識地開始，也無法有意識地終止。履行這些「無法有意識地控制」的功能的就是自律神經。

自律神經和血清素神經一樣，隨著睡眠和清醒的循環變化。清醒期間由交感神經主導，睡眠期間由副交感神經主導。

從副交感神經切換到交感神經，血清素神經的規律性衝動起了重要的作用。因此，**血清素神經衰弱，衝動就會混亂，自律神經的切換也會產生混亂，引起自律神經失調症**。會出現頭暈目眩、身體顫抖等症狀。

這裡要注意的是，血清素讓交感神經「適度」興奮這一點。

交感神經處於高度活躍狀態，簡單來說就是「壓力狀態」。

例如做劇烈運動的時候、精神興奮的時候，我們的心跳數會上升到每分鐘一百二十至一百八十次，從這個心跳數，就能看出身心的壓力。

那麼，適度興奮狀態是怎樣的呢？

例如，早上清爽地醒來。

睡覺的時候，我們的心跳每分鐘只有五十次左右。睡醒後，就會上升到七十至八十次。很明顯交感神經興奮了，但這不是運動時的激烈興奮，而是準備活動的狀態。這就是交感神經的「適度」興奮。

第四種功能是「減輕疼痛」。

實際上，血清素在**腦內起著鎮定劑的作用**。

一般我們認爲身體各部分都能感受到疼痛，其實感受到疼痛的是「腦」。

治療牙齒的時候，要消除疼痛，會使用麻醉劑，暫時麻痹一部分神經，無法將疼痛的資訊傳達給腦，就感覺不到疼痛了。

但是，啓動血清素神經能減輕疼痛，不是因爲神經麻痹了。疼痛是存在的，但感覺不會那麼難受，這就是血清素神經減輕疼痛的特徵。

會出現這種現象，是因爲啓動血清素能抑制「疼痛的傳導」。也就是說，血清素抑制了壓力導致的神經傳導，一定程度的疼痛也不那麼難以忍受了。

如此一來，身體性壓力就更容易控制了。

傷得並不重、卻感到非常疼痛，而認爲自己比別人更不擅長忍受疼痛的人，很可能是血清素神經衰弱。平時要注意加強活化血清素神經。

第五種功能是「保持良好姿勢」。

血清素神經會直接向連接「抗重力肌」的運動神經伸出軸突，給予刺激。

所謂抗重力肌，是保持姿勢時非常重要的、名副其實的反重力作用的肌肉。頸部肌肉、支撐背骨周圍的肌肉、下肢的肌肉、眼皮和臉上的肌肉都是抗重力肌。

抗重力肌在睡覺時會鬆弛休息，清醒時持續收縮，調整姿勢的同時製造出緊繃的表情。

血清素神經衰弱，抗重力肌的收縮也會弱化，會感到很難保持良好姿勢，經常會變得鬆鬆垮垮。眼睛也會變得無神，給人懶散的印象。

這麼說來，血清素神經的功能，爲身心帶來極大影響。

只要啓動血清素神經，就會頭腦清醒，充滿活力，心神安定，善於忍耐壓力和疼痛，拉提身體姿勢及緊實臉部肌肉，好處多多。

相反，如果血清素神經衰弱，就會出現完全相反的症狀，不光是工作，生活的效率也會下降。還容易患上心病，簡直是雪上加霜。

啓動血清素神經，是抗壓能力的一種。不光會變得耐壓，更能提高人生效率，請務必在生活中試一試。

血清素神經和壓力的「矛盾關係」

血清素神經本身不會直接受到壓力的影響。

不管有沒有壓力，它都會按一定的頻率發出神經衝動。但是，**血清素神經的「功能」卻會因爲壓力而降低**。爲什麼會這樣呢？

要瞭解這一點，有必要詳細說明血清素神經的運作模式。

血清素神經從每天的食物中攝取「色氨酸」以合成血清素，然後從軸突末端（神經末梢）放出，放出的血清素和受體神經細胞裡的「血清素受體」結合，抑制或刺激受體神經。

這個過程中，和血清素受體結合的血清素量越多，影響就越強；量越少，影響就越弱。

血清素配合神經衝動的頻率放出，衝動頻率越高，分泌出血清素的量就越多，頻率越低，血清素的量就越少。

那麼，放出的血清素，沒能和血清素受體結合會怎麼樣呢？

實際上，多餘的血清素會由搬運工「血清素轉運體」從血清素神經末梢的重攝取口吸收，循環利用。

以一定頻率持續放出血清素的血清素神經，會對自己的功能進行自我檢查，有個「自我檢查線路」，以調整在最佳狀態。

血清素神經的軸突，在中途分支，和各種不同的目標細胞相聯結，其中的一支會返回細胞，和「自身受體」相聯結。這樣把握自己放出的血清素量，多了就抑制，少了就多放出。

那麼，壓力怎樣影響這種運作模式呢？**其影響的是血清素的分泌量**。

在第一章中解釋過，壓力會刺激壓力中樞丘腦下部室旁核，經中縫核降低血清素神經的衝動，減少血清素量。

也就是說，壓力積壓，壓力路徑就會啓動，刺激壓力中樞室旁核，阻礙血清素的分泌，導致慢性的血清素不足、血清素神經功能低下。

圖 3-2 血清素神經的循環系統

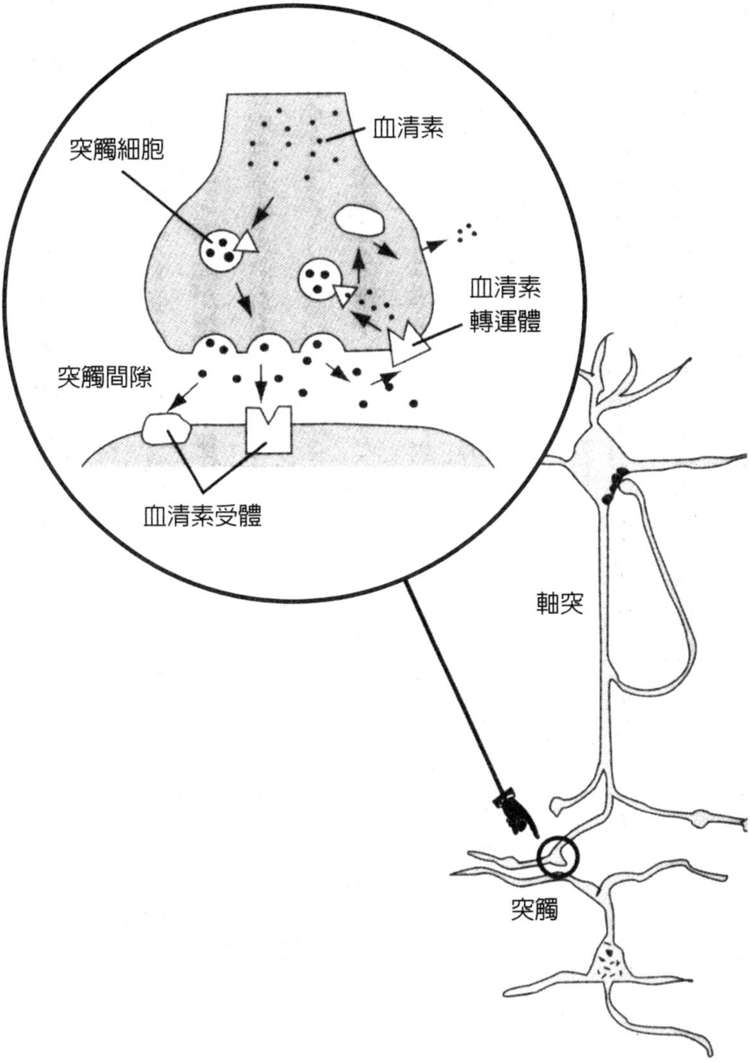

為什麼血清素不足會導致憂鬱症？

當慢性的血清素不足持續時，目標神經也會發生變化。爲了得到更多血清素，血清素受體的數量會增加。

但不管怎麼增加受體，血清素的量還是不足。所以很遺憾，效果並不會好轉。

就這樣，腦內的血清素量慢性不足，腦的活動會整體下降，結果就導致了「憂鬱症」。

憂鬱症自殺者的解剖結果可以證明，憂鬱症和腦內血清素濃度的減少有關。

不過大家不要誤解，並不是所有的憂鬱症都是血清素不足引起的。

憂鬱症有兩種，一種是遺傳基因所引起的血清素不足而導致的先天性憂鬱症，一種是生活習慣所引起的血清素不足而導致的後天性憂鬱症。

先天性的憂鬱症多見於家族遺傳發病者，特有的症狀是憂鬱狀態和焦躁狀態反覆出現。

血清素不足引起的後天性憂鬱症，是近日漸增、較輕度的憂鬱症——「心的感冒」。

現在的日本，據說患有這種輕度憂鬱症的有約三百萬人。目前日本約有一億三千萬人口，也就是說一**百個人裡有兩個人**患有憂鬱症。不過，也有一說是六百萬人患病，然而實際上可能更多。

但是，這確實是最近才出現的。

五十年前怎麼樣呢？不能說沒有，但沒有這麼多人患病。戰爭中本來衣食住等各方面壓力更大，但仍然很少人因此患上憂鬱症。

現今增多的憂鬱症，起因於作息不規律、沉迷於電腦等現代生活特有的問題。

也就是說，可以把**憂鬱症看做是一種生活習慣病**。

既然是生活習慣病，就是說只要改善生活習慣，病就會康復。

現在，有一種經常用於治療憂鬱症的藥叫做ＳＳＲＩ。

ＳＳＲＩ又叫做「選擇性血清素再攝取抑制劑」，是抑制血清素轉運體活動的藥。

前面講過，沒能與受體結合的血清素，會由血清素轉運體搬運到重攝取口，實際上在血清素神經的末梢，也存在著血清素轉運體，那就是腦的血管內皮。血管中的血清素轉運體，會把血管吸收後剩餘的血清素，最終作爲尿液排出去。

使用ＳＳＲＩ再攝取血清素的同時，血清素向腦血管的流出也被抑制，沒能和受體結合的血清素，會在軸突的尖端和目標神經間繼續漂浮。

爲什麼這樣能改善憂鬱症呢？這是因爲停留在間隙間的血清素增加，腦中的血清素濃度就會升高。

但這只是**表面上的改善**。

因爲放出血清素的神經衝動的頻率依然很低。

圖 3-3　抑制血清素轉運體功能的 SSRI

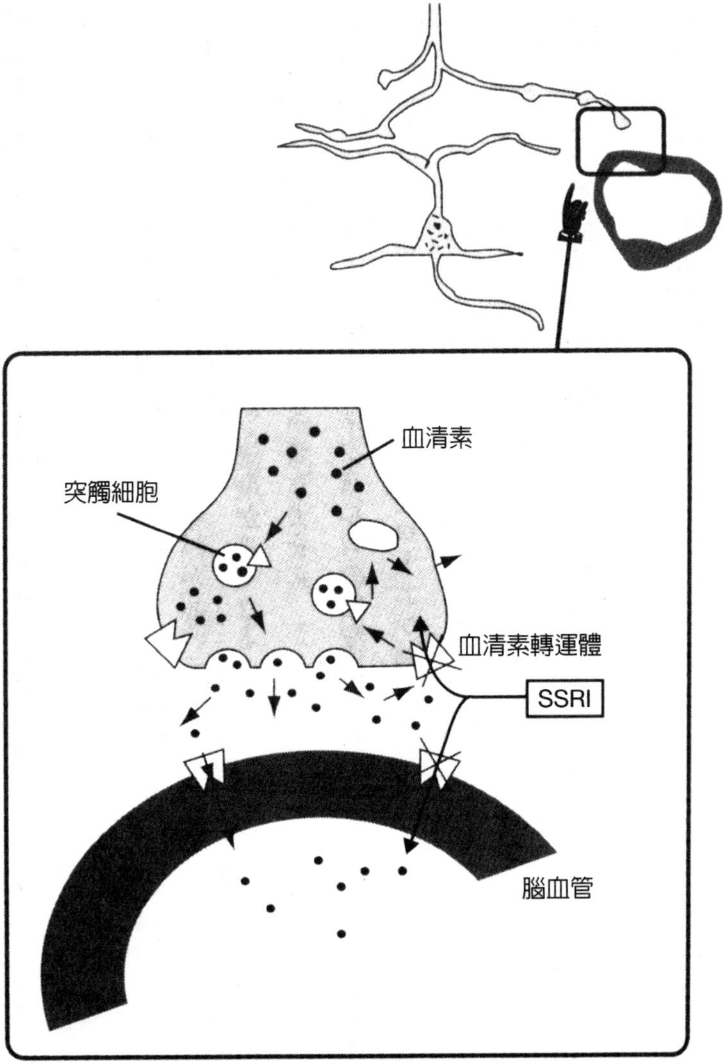

要從根本上改善憂鬱症，就必須提高血清素神經的神經衝動頻率，增加血清素的放出量。

爲此，必須改進生活習慣，啓動血清素神經，同時積極進行有規律的運動。

當然，治療憂鬱症，根據患者的不同情況，需要不同的處方，要接受專業的醫生治療，同時改進生活習慣，效果會更好。

而且我認爲，輕度的憂鬱症，不依靠藥物，只要改進生活習慣、進行韻律運動，就能充分康復。

鍛鍊血清素神經可以改變「遺傳因子」！

所謂「鍛鍊」血清素神經，究竟要做些什麼呢？

理想的狀態，是目標神經受體數量少，與充分的血清素結合，傳達強烈的刺激。

最容易想到的「鍛鍊」，是鍛鍊肌肉。

每天持續爲肌肉進行適量負荷的運動，肌肉很明顯會變大、隆起。

這是每天鍛鍊所帶來的肌肉自身結構的變化。

也就是說，**「鍛鍊」就是「改變結構」**。

不過，一定有很多人有疑問，神經的結構也能改變嗎？

問得好！據我們所知，**能改變結構的，只有血清素神經等有限的神經**。

從這點上來講，血清素神經很特殊。

血清素神經能改變結構，是因爲擁有「自我檢查」的線路。

改變結構時，自我檢查線路中的「自身受體」很重要。

血清素神經通過感知與自身受體結合的血清素量，做出「不需要放出太多」或「必須放出更多」的判斷，調節衝動的頻率。

正因爲有這條線路，血清素神經不會像多巴胺神經、去甲腎上腺素神經那樣失控。

不會失控，從另一個角度來看，就是說，就算給予刺激，想增加血清素量，也不易隨意做到。而增加後就會啓動自我抑制機能，放出量馬上就會減少。

要怎麼做呢？

就算不能馬上增多，也要持續作用，增大放出量。

鍛鍊肌肉時，也不是馬上起變化。每天堅持鍛鍊，肌肉才會改變結構。

血清素神經也是一樣。雖然不會馬上起變化，但每天持續啓動，血清素神經結構自身會起變化，血清素的放出量也會增多。

結構是怎樣變化的呢？持續啓動血清素神經，首先自身受體的數量會漸漸減少。

自身受體數量減少，血清素神經感知的血清素量就會減少，就會弱化抑制機能，血清素的放出量就會增加。

實際上，自身受體是蛋白質組成的，製造蛋白質的命令，由遺傳因子發出。也就是說，自身受體減少，意味著製造自身受體的「遺傳因子」改變了。

一切都取決於最初的「三個月」！

同樣的狀況持續下去，遺傳因子的活動改變，血清素神經的結構就會發生變化。

那麼要持續多久才會發生變化呢？

具體方法後面再說。持續三個月進行增加血清素的「血清素鍛鍊」，血清素神經的結構會開始發生變化。持續六個月，會出現很好的效果。

堅持鍛鍊能改變遺傳因子，換句話說，如果**長期保持弱化血清素神經的生活習慣，其結構會惡化**。同樣，也是三個月，弱化狀態會固定下來。

所以，對血清素神經的鍛鍊，不能見好就收，要作爲生活的一部分持續下來，才有效果。

一開始還是以三個月爲目標吧！只要堅持三個月，就能確確實實得到改善。

最初三個月，持續練習非常重要；然而堅持最初的三個月，其實是最難的。

剛開始鍛鍊時，必然會出現某些不適。

爲什麼好不容易努力鍛鍊了，卻會出現不適應呢？如果不瞭解這一點，就會覺得因爲開始鍛鍊引起了不適，不願意再堅持了。

開始鍛鍊後，即使情況惡化，也請當成是血清素量開始增加的證據。因爲這種不適，是由於血清素增加，自我檢查的線路啓動，血清素被抑制造成的。

當然，這種不適只是一時的。

只要繼續堅持練習，接下來自我受體會減少，血清素放出量會持續增加。這樣，不適就會消失，身心都會充滿活力。

只要能堅持最初三個月，接下去就會越來越好，實際感受一下吧！

「冬季憂鬱症」的治療法

那麼，我們來介紹啓動血清素神經的具體方法。

能啓動血清素神經的，主要有兩個秘訣。

一個是「陽光」，一個是「韻律運動」。

先來說說「陽光」。

大家知道「冬季憂鬱症」這種病吧？

顧名思義，這是一種到了冬季就會發病的憂鬱症，常見於北歐等冬天日照極少的地區。要治療這種病，轉移到冬天日照時間較長的溫暖地區的易地療法很有效，例如把在北歐患上冬季憂鬱症的人帶到南義大利等陽光燦爛的地方，只要這樣，就能痊癒。因爲這種病的病因就是「日照不足」。

我們的生命活動，超乎想像地和陽光密切相關。

例如，看東西的時候需要光。「看」就是以光爲媒介，影像進入視網膜，經過視覺神經，最終在大腦皮質的視覺區被識別爲影像。

進入視網膜的「光」信號，除了「看」以外，還影響了腦的各部分。

我們的身體隨著地球自轉，以二十四小時爲週期，擁有變動的「生理時鐘」。陽光能修正生理時鐘的誤差。

隨著日落，大腦從自律神經切換至副交感神經主導，命令生物體降低活動程度，儲蓄能量。

去國外旅行，很多人苦於時差，這是生理時鐘週期和光的調節作用之間不吻合所產生的不適。

同樣，直接接受進入視網膜的光信號影響的，是血清素神經。

血清素神經會隨著清醒和睡眠改變衝動的頻率，影響這種變換的是光信號。

視網膜接受到陽光信號，血清素神經會興奮，衝動頻率升高，大腦進入清醒狀態。

有趣的是，**使血清素神經興奮的光信號，必須是「陽光」**。

最近，在治療冬季憂鬱症時，不一定要用陽光，與陽光同強度的兩千五百至三千五百勒克斯照度的光也有效。所以，準確地說，是

圖 3-4　日照下靜態時的血清素濃度比較

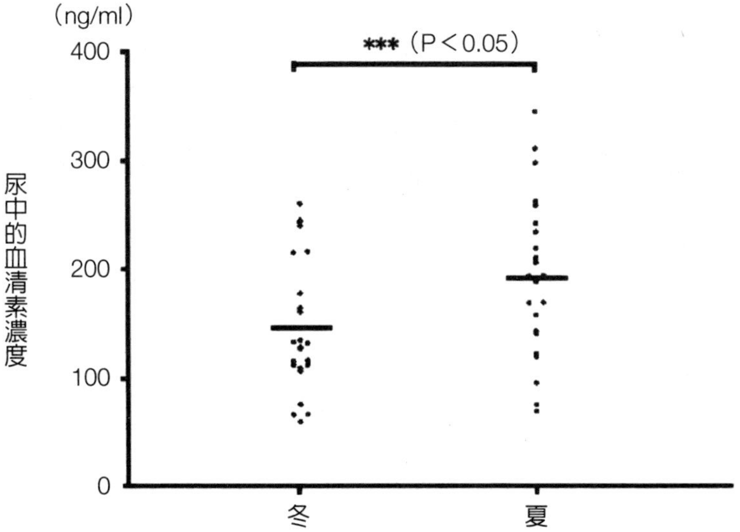

「像陽光一樣的強光」能讓血清素神經興奮。

冬天有很多人會情緒低落，陰雨天持續，也會有很多人感到憂鬱，這是因爲日照不足，血清素神經機能下降，導致腦中血清素濃度降低引起的輕度憂鬱狀態。

真正的「規律生活」是？

說到「規律生活」，很多人想到的是讓自己的生活節奏配合時鐘；實際上，**時間本身是毫無意義的**。

不過，我們都知道，規律生活有益身心健康。

治療憂鬱症時，醫生也一定會說：「生活要規律」。

於是，就有人堅持早上七點起床，八點吃早飯，十二點吃午飯，晚上五點結束工作，七點吃晚飯，十一點睡覺。

不過，我認爲醫生講的並不是這種「規律生活」。

當然時間是一個標準，但時間本身並沒有意義。

重要的是刺激大腦的「陽光」。

我們經過幾百萬年漫長歲月的進化，造就了人類的身體。身體具備的各種功能與其啓動系統，都是在漫長的歲月中錘鍊出來的。

自律神經的交替週期，腦的清醒與睡眠的週期，根據光信號進行這些生存重要機能的切換，意味著人類長期把太陽的週期作爲自己生活的週期。

實際上，在百年之前，大多數人還過著日出而作、日落而息的生活。

不規律的生活、晝夜顚倒的生活成爲可能，是因爲電燈的普及，產生了「晚上的光明世界」。

在此之前，就算工作忙碌，晚上天黑了，就不能工作，只能睡覺。

但是現在，有了人工照明，無論何時都可以工作。

圍繞我們的環境變化了，但長年鍛造出的身體系統不容易改變。我們的身體現在仍和陽光一起活動，日落就要休息，調整所有機能。

所以，要治療憂鬱、易怒等現代生活習慣病，過規律生活，**最重要的是吸收陽光**。

首先，早上起床後，打開窗簾和窗戶，讓陽光灑滿房間。如果是要上班、上學的人，要儘量選擇有太陽的地方走路。不上班的人可以一邊感受陽光，一邊散步、跑步。

血清素是早上製造的，沐浴早上的陽光，對啓動血清素最有效。

沐浴陽光的時間就算很短也足夠。接受太長時間的陽光刺激，血清素神經反而會啓動自我抑制功能。

最有效啓動血清素的辦法是曬三十分鐘左右的太陽。另外，不管多需要陽光刺激，直接看太陽會損害視網膜，絕對要禁止。在陽光燦爛的地方看景色，就能充分啓動血清素神經。

早上，讓房間充滿陽光，在家附近稍作散步，或者在上班上學時儘量選擇有陽光的地方走。不需要太刻意，就能充分享受太陽的恩惠，請務必每天接受陽光照耀。

血清素可以治療「失眠症」！

我們的大腦有自己的「安眠藥」，到了晚上就會釋放，幫助我們好好入睡。這種安眠藥，是腦中的松果體所分泌的**「褪黑激素」**。

而分泌褪黑激素的條件，是太陽下山——「天黑了」。

所以，晚上睡不著的人，是因爲缺少褪黑激素而導致失眠。而**褪黑激素的來源，其實就是血清素**。

患憂鬱症或是生活壓力大的人，很多都會失眠，這也可以用血清素不足來解釋。

也就是說，白天沒有製造足夠的血清素，晚上就沒有足夠的褪黑激素，也就會失眠。

白天消耗身體能量玩樂的孩子，晚上睡得很熟，這也是因爲白天動用身體機能製造了很多血清素。

在瞭解血清素和褪黑激素的關係之前，醫生大多會開安眠藥給失眠的病人；現在則會先關心病人的生活習慣，判斷是血清素不足時，就不依靠藥物，而是讓病人「睡不著就早上早點起來散步」。白天啓動血清素神經，晚上只要關上電燈就有足夠的褪黑激素，能安然入眠。

正常分泌褪黑激素，除了安眠作用，還有一個妙用，那就是**抗衰老**。

褪黑激素是一種抗氧化物質，讓我們晚上好眠的同時，還能處理白天活動時產生的不良物質「活性氧化物」。

在日本和歐洲各國，褪黑激素是藥品，因其抗衰老效果明顯；在美國，褪黑激素則是作爲一種營養品來銷售。

不過，我對此感到不安，因爲部分營養品上標示著來源是從動物腦中的松果體提取出的，有遭引起狂牛症的「異常蛋白質」污染的危險。

化學方法可以合成褪黑激素，市面上也有銷售無狂牛症危機的褪黑激素藥品，不過最安全的還是由自己大腦製造的褪黑激素。

要增加褪黑激素，睡個好覺，最重要的還是白天接受足夠的陽光，進行韻律運動，以啓動血清素神經。

另外就是晚上天黑後再睡覺。

有人連夜加班早上才睡，考慮到褪黑激素的分泌，這是最差的睡眠。因爲太陽出來後再怎麼睡也不會分泌褪黑激素。

也就是說，**這種睡眠也許可以消除身體的疲勞，但完全沒有抗衰老的效果**。

所以，深夜要上班的人、過著不規律生活的人、晚上加班工作的人，就算加以保養，也大多皮膚不好。

不過眞正可怕的，是隱藏在皮膚不好背後的「活性氧化物」的存在。

我常把活性氧化物比喻爲燃燒後產生的「煤灰」，沒有褪黑激素的睡眠，就像體內的煤灰沒有被清除，一直堆積。

煙囪裡堆積太多煤灰，即使點火，也是不完全燃燒；一旦體內堆積了活性氧化物，將引起很多部位生病。

日出而作，日落而息。

過著和太陽同步的規律生活，是人類健康生活的最優作息週期。

「一點點努力！」讓韻律運動成為習慣的方法

前面我們詳細介紹了啓動血清素神經的一大秘訣——「陽光」。

但是，就算知道要和太陽同步生活，生活在現代社會中的我們，很多時候還是會因爲各種各樣的情況而不能如願。

而且，有人生活在冬天多雪的地方，就是想充分沐浴陽光，也不見太陽蹤影。還有人會說，整天都對著電腦工作，血清素神經怎能不受損傷？

不要輸給環境！要想每天啓動血清素神經，除了和太陽同步生活，另一個秘訣是養成「韻律運動」的習慣。

即使在沒有陽光的環境裡，只要進行韻律運動，就能消解壓力，大大改變生活。

韻律運動多種多樣，一定要選擇適合自己的進行練習。

韻律運動就是「按照一定韻律運動身體」，可以說人類由生至死，一直都在無意識地以某種形式進行韻律運動。

例如，從出生時的第一聲啼哭開始，「呼吸」就是人類最初的韻律運動，而吸奶和哭泣也是嬰兒很好的韻律運動。

斷奶以後，又加上了「咀嚼」食物的韻律運動；會爬會走後，韻律運動的範圍更廣泛了。

伴隨成長，韻律運動的種類增多了，比如散步、跑步、跑馬拉松、騎自行車、游泳、健身操、舉重、跳舞等等。

韻律運動只需要讓身體記住一定的韻律，不需要特別劇烈。

當然，坐禪時用腹肌以一定韻律呼吸的「腹式呼吸」，也是很有效的韻律運動。同樣，做瑜伽、打太極拳、念誦佛經時，如果進行有意識的呼吸，也是很好的韻律運動。

比較特別的是，嚼口香糖或打鼓時，以一定的韻律進行，也會成爲韻律運動，能啓動血清素神經。

對於啓動血清素神經來說，並非劇烈的運動效果就更好。散步和跑馬拉松都能啓動血清素神經，所以不需要勉強進行劇烈運動。

甚至可以說，鍛鍊血清素神經，「勉強」是大忌，一旦疲勞，反而降低效果。

我以幼稚園的小朋友爲對象，搜集了運動和血清素神經活性度相關的資料，其中有一組資料很耐人尋味。那就是，一樣是進行血清素鍛鍊，**在遠足第二天進行鍛鍊，很多孩子的血清素數值反而是下降的**。

乍看之下，這些孩子和平時一樣，運動起來精神飽滿，但身體仍然因爲外出遊玩積累了疲勞。雖然血清素數值下降幅度不是很大，但平均值也在百分之十至二十之間。

我們知道，進行韻律運動，最少五分鐘，就能啓動腦中的血清素神經，血清素放出量就會增加。

只要五分鐘。

所以，疲勞的時候不要勉強，根據當天的身體狀況調節時間長度，五至三十分鐘都可以。

進行韻律運動的時間，最長三十分鐘便足夠，並不是時間越長，就會放出越多的血清素。

重要的不是「長時間」運動，而是「長期」堅持。

在日常生活中，血清素神經的機能會逐漸下降。對無法戰勝壓力的人類來說，這點很無奈。

不過，正因爲如此，每天啓動血

圖 3-5　疲勞對血清素濃度的影響

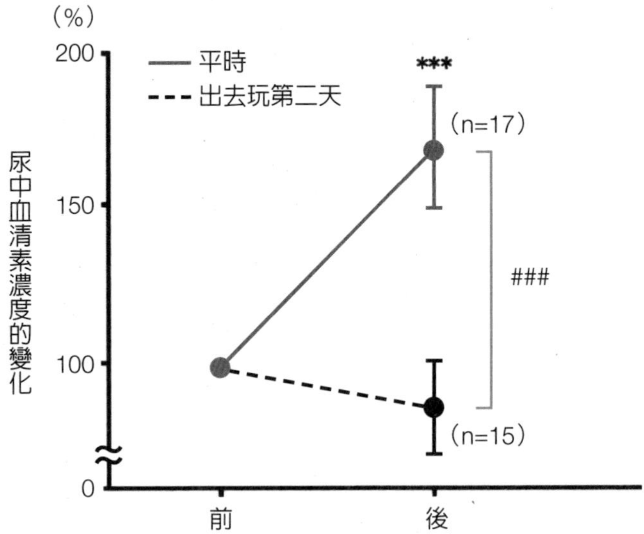

清素神經，復原逐日下降的初期值很重要。

韻律運動不在於形式，可以選擇自己喜歡、能堅持下來的。最理想的是選擇可以一輩子堅持的。

當然，幾種運動配合進行也是很好的辦法。

例如慢跑，下雨時往往不願堅持。這時，可以改為天晴時慢跑，下雨時在室內嘗試呼吸法，就能每天持續。

因病需要靜養或身體殘疾的人，可以在日常生活中嘗試呼吸法、嚼口香糖、唱歌等韻律運動。

我們可以有意識地在日常生活中啓動血清素神經。例如，白天上班時不要再無精打采地帶著惰性走路，按一定韻律走，就會有效果。大家從日常生活中開始努力吧！

讓韻律運動的效果提高到「最大程度」的訣竅

那麼，讓我們具體看看在幾項有代表性的韻律運動中，怎樣有意識地啓動血清素神經吧！理論部分如果不好懂，只看這部分就行。重要的是找出適合你的鍛鍊方法。

呼吸法

從生到死，呼吸不停。平常無意識進行的呼吸，只要稍微留意，就能啓動血清素神經。

把日常的呼吸變成鍛鍊的最大要訣，是**有意識地收縮腹肌**。

不斷鼓起肚子、收縮肚子的呼吸叫做「腹式呼吸」，實際上腹式呼吸有橫膈膜呼吸和腹肌呼吸兩種。

這兩種呼吸方式看起來很相似，但身體使用的肌肉完全不同。當然效果也就不同。啓動血清素神經的呼吸法，是使用腹肌的腹肌呼吸。

那麼兩者有何區別呢？

先看看橫膈膜呼吸法。

聽到「請用腹部呼吸」，多數人會鼓起肚子大口呼吸。從「吸氣」開始的呼吸就是橫膈膜呼吸。從平時腹部平坦的狀態，有意識拉低橫膈膜，擴大肺容量，增加呼吸量，就是橫膈膜呼吸法。

橫膈膜呼吸時要注意的是吸氣。吸入一大口氣，吐氣也在無意識中自然進行。

而腹肌呼吸法，則是從腹部平坦狀態開始「呼氣」，也就是從吐氣開始。吐啊吐，吐到不能再吐再吸氣，吸氣會在無意識中自然進行。這就是腹肌呼吸法。

打個比喻，拉伸彈簧再放開手，就是橫膈膜呼吸。把彈簧壓縮到不能再壓縮，然後忽然鬆開手，就是腹肌呼吸。

坐禪、瑜伽、太極拳等韻律運動中使用的呼吸法，都是意識到「呼氣」的腹肌呼

吸。

要注意的只有「從呼氣開始」，習慣後就很簡單了。

這種呼吸法可以在跑步、騎自行車等日常生活的各種場合使用，請大家掌握這種呼吸法的基礎。

坐禪

坐禪就是深入的腹肌呼吸加上冥想。

在寺院坐禪，會有人指導你盤腿方式、保持姿勢、去除雜念等，但個人爲了啓動血清素神經而坐禪，我建議大家不要管那麼多，先徹底進行腹肌呼吸。

因爲就算注意到姿勢，血清素神經衰弱的人抗重力肌也不強，無法保持姿勢。啓動血清素神經後，抗重力肌得到強化，自然就能保持姿勢。

坐禪時進行的腹肌呼吸，要在不勉強的程度內，盡可能意識到吐氣，以緩慢的節奏進行。

這些熱衷坐禪的人中，有些人能用三十秒吐氣，吸氣時間長達十秒以上，腹肌呼吸的速度慢得驚人，這是幾十年修行的結果。一般人只要以吐氣十二秒、吸氣八秒左右，一個呼吸過程以二十秒爲目標就行了。當然，一開始二十秒也很難做到。這時不要勉強，在不痛苦的前提下，盡可能緩慢地進行腹肌呼吸。

另外在坐禪時要注意**不要閉眼睛**。

坐禪時要求「半眼」（閉上一半的眼睛），而不是完全閉眼，從腦的功能來看，意義重大。

閉上眼睛，身心都放鬆，腦波會出現「α波」，因爲α波有八至十赫茲的慢速。但睜著眼睛坐禪，過大約五分鐘，就會出現和閉眼時不一樣的α波。那是十至十三赫茲的高速腦波，說明腦在放鬆的同時感到「清爽」。

實際上，正是這種高速的腦波帶來了清醒。

散步、慢跑

只要以一定的韻律走路，就能啓動血清素神經。

但是，不能懶懶散散地走。要啓動血清素神經，要以時速五至六公里的速度，走二十到三十分鐘。

這時，配合腹肌呼吸，效果更好。

散步的時候，要配合散步的節奏，一邊使用腹肌，「哈、哈、哈」呼三次氣，然後一次有節奏地吸氣。基本上用鼻來呼吸，不舒服時也可以從口中呼氣，但吸氣還是用鼻進行。

慢跑時的速度一開始是時速八公里左右，習慣後覺得不夠可以加快到十公里。

速度快了後，呼吸量也增多，可以從散步時的「三呼一吸式」，改爲「二呼二吸式」，也就是呼二次、吸二次，配合節奏輕鬆呼吸。

咀嚼

有人不相信咀嚼也能成爲韻律運動，但只要注意，也能啓動血清素神經。**據說不吃早餐的孩子比起好好吃早餐的孩子，上午上課時注意力要低**。這是因爲早上吃早餐時的咀嚼活躍了血清素神經。

以一定節奏嚼口香糖，也能啓動血清素神經，可以說是忙人也能輕鬆嘗試的韻律運動。

不過，韻律運動如果同時使用語言腦，效果就會下降，所以運動時不要想太多，集中在「咀嚼」上，效果更好。

語言腦在說話、讀書、寫文章的時候最爲活躍。看電視電影時，要聽到和理解語言，也要用到語言腦。所以，進行韻律運動時，要避免同時進行這些活動。

看電視電影時進行韻律運動不好，邊聽有節奏的音樂邊進行，能提高注意力，效果更好。

巧妙配合的韻律運動會取得加倍的效果。

例如，在早上爽朗的陽光中進行韻律運動，散步時配合呼吸法，邊聽有節奏的音樂邊慢跑，都比單獨進行效果更好。

巧妙組合，不勉強自己，一邊享受生活，一邊培養抗壓能力強的身體吧！

「成功的人」都是血清素神經發達的人

有些人每天工作日程都排得很緊，但身心依然充滿活力。雖然比常人承受更多的壓力，但完全看不出來。演藝明星、經濟名人、體育選手等等，問問這些人的生活習慣，就知道他們都在日常生活中巧妙地進行著某種形式的韻律運動。

前些日子，我在一個電視節目中有機會和ＴＯＫＩＯ❶的國分太一先生對話，他說他每天早上六點半起來慢跑。

廣為人知的還有八十多歲時仍在舞臺上扮演主角的森光子❷，當時她每天都要練習蹲坐，這也是典型的韻律運動之一。

已經過世的樂壇之王、世界級的指揮家卡拉揚，在指揮前一定會練瑜伽。

管理公司的商業人士、政治家、醫生，在龐大壓力下依然活躍的人們，也都會早上慢跑或是去健身館，有些人還有坐禪和冥想的習慣。

跟這些人說：「這麼忙，還堅持得來，眞不容易。」他們通常會回答：「運動後會更舒服。」

他們的身體，切實地感受到了啓動血清素神經的恩惠。

---

❶TOKIO：日本男子樂團組合，隸屬於傑尼斯事務所，成員有城島茂、山口達也、國分太一、松岡昌宏及長瀨智也五人。

❷森光子：日本知名女演員（西元一九二〇至二〇一二），十四歲出道，在電視劇、電影、舞臺劇等方面均有很高成就，代表作有《冷暖人間》、《放浪記》等。

體育選手基本上每天都會活動身體，多數人的血清素神經都很活躍，其中取得優異成績的鈴木一郎選手，更可以說是血清素的達人。

看看他跑到防守位置和到達防守位置的身體姿勢，就知道他在不斷有規律地運動；也就是說，不停地啓動血清素。

在在說明，在世界第一線活躍的人們，即使沒有大聲宣布，都在日常生活中以自己的方式進行著韻律運動。

增加血清素的秘訣是「陽光」和「韻律運動」。

這不是什麼難事，現在就可以開始實踐。只要嘗試，就會對身體性壓力、甚至是人類特有的「腦壓力」有更強的抗壓能力。

4

爲什麼流淚可以教人神清氣爽

「眼淚」可以消除壓力

鍛鍊血清素神經，在血清素的五大功能之下，人們早上能清爽地醒來，交感神經適度緊張，精神飽滿，身體也能舒適運動。同時，姿勢端正，眼神充滿力量，心理上也沒有芥蒂和不安，精神狀態十分穩定。另外，對疼痛的抵抗力也會加強，只要鍛鍊血清素神經，似乎就找到抗壓力的萬全之策了。

不過，實際上，血清素神經不具備一個重要的功能。

那就是「增強免疫系統」的功能。

實際上，不管怎麼鍛鍊血清素神經，都不會加強對疾病的抵抗力。

壓力有兩大路徑。

從丘腦下部到腦下垂體→腎上腺皮質→免疫力低下→身體性疾病的「身體性壓力路徑」，以及從丘腦下部到腦幹中縫核→血清素低下→精神性疾病的「精神性壓力（腦壓力）路徑」。

鍛鍊血清素神經，能修復每天在壓力下逐漸衰弱的血清素神經，抑制精神性壓力路徑的作用。但是，不管怎麼鍛鍊血清素神經，都不能直接影響身體性壓力的路徑。

壓力路徑並非是一個惡化另一個也跟著惡化，也不是一個得到改善另一個也跟著改善。

事實上，就算完全沒有喪失精力和意願，也有人會因壓力患上胃潰瘍。相反，雖然得了憂鬱症，也有人身體非常健康。兩者的病因都是壓力，但症狀完全不同。**要看哪種壓力路徑反應更強，才能得出結論**。

瞭解自己的弱點、知道自己更容易受哪種路徑的影響，是身體上？還是精神上？對巧妙應對壓力來說也很重要。

我們知道，只要鍛鍊血清素神經，就能在某種程度上抑制精神性壓力路徑。

那麼，如何抑制身體性壓力路徑呢？

請記住人類還有一大抗壓能力，那就是「眼淚」。

實際上，在「眼淚」中正蘊藏著對抗身體性壓力路徑的力量。

我們的眼睛所流的「三種淚」

雖說都是「眼淚」，但人類的眼淚不止一種。

我們有三種眼淚。

一種是「基礎分泌的眼淚」，這是保護眼睛、滋潤眼睛的眼淚。眼睛疲勞、長時間對著電腦工作、空調的普及等原因導致「乾眼症」，就是這種基礎分泌的眼淚不足所造成的。

第二種是有灰塵進入眼睛、切大蒜等時候流的「反射性的眼淚」。這種眼淚能洗去進入眼內的異物。

第三種是悲傷或感動時流的「**感動的淚**」。這種眼淚只有人類能流，有抗壓能力。

孩子跌倒時流的眼淚，是對疼痛的反應，很多人以爲是反射性的眼淚，實際上這也是「感動的淚」。

要解釋這一點，我們先來看看人類在成長過程中是怎樣流淚的。

人是啼哭著出生的。但雖說是「啼哭」，新生兒並不會流眼淚。

我們會流眼淚，要到一歲左右的時候。

人類第一次流淚的原因來自**身體性壓力**。肚子餓了、喉嚨乾了、尿布濕了、感到疼痛，感到任何「不愉快＝壓力」時，都會哭。

當我們還是嬰兒的時候，只要哭就能消除壓力。

但是，隨著成長，眼淚有了另一個目的。那就是藉著流淚，**讓父母和周圍的人理解自己有了壓力，以及需要處理這種壓力**。

當我們還是嬰兒時，哭泣只是對壓力的反應，哭了就有奶吃，哭了就能換尿布，在反覆中，我們通過經驗學習到，只要哭就能消除不愉快。

這樣，小孩是爲了讓父母幫自己消除壓力而哭。

這意味著，「眼淚」不光是爲了緩和疼痛而流，同樣也用來告訴母親：「媽媽，幫我止痛！」

也就說，還沒掌握語言的小孩把「壓力哭泣」當做親子間的「非語言性交流」工具來使用。

然而小孩的壓力哭泣，隨著成長被抑制了。

「不要爲了這點小事哭」、「男孩子哭不好」、「已經是姐姐了，要忍住」，父母和周圍的大人都會這樣說，孩子就知道，依靠「哭」這種交流方式已經沒用了。

這樣，孩子就不再用非語言性的交流手段，而是學著用語言告訴周圍人自己的心情和情況。

這時能夠壓抑眼淚，從腦科學上來看，是因爲小腦發達了。小腦是和「運動」相關的腦。也就是說，小腦抑制了「哭」這一運動。

不再爲壓力哭泣的孩子，在青年期開始流新的眼淚。

其中之一是自尊心受傷、比賽中輸掉後悔時流下的「不甘心的淚」，還有無法忍受和喜歡的人分手時留下的「悲傷的淚」。

小孩的眼淚是讓別人「瞭解自己的壓力」，這可以說是「**無法控制的感情流露**」，悔恨、悲傷、寂寞、痛苦……，在處理這些情感時流下的淚。

不過這種「不甘心的淚」和「悲傷的淚」，成年後也不能在人前流下。

成年後流下的是「**感動的淚**」。

小孩不會有感動的淚。這是人類固有的淚，也是「大人的淚」。

小孩之所以不會流感動的淚，是因爲這種淚是建立在「對他人產生同感」的基礎上。

看電視電影感動流下的淚，被奧運會選手的眼淚影響而流下的淚，都是感動的眼淚，都是自己同時感受到了對方的喜悅和悲傷所流出的淚。小孩不會流這種淚，是因爲經驗還少，沒有「同感」。

前面講過，腦中和「同感」相關的，是被稱作「同感腦」的「內側前運動區」，實際上，通過測定人腦的血流量可知，流感動之淚時，內側前運動區的血流會增加。孩子通過體驗各種眼淚，鍛鍊前運動區，成長爲會流同感之淚的大人。

「感動的淚」帶來明顯的「切換效果」

希望別人瞭解自己壓力的眼淚、後悔的眼淚、悲傷的眼淚、感動的眼淚，都是

「感動的淚」。

人就是這樣體驗著各種感動的淚而成長的。

實際上，只要是感動的淚，不管是哪種淚，對大腦來說都可以消除壓力。

爲什麼呢？因爲流淚的「淚腺」處於副交感神經控制之下。也就是說，因爲副交感神經的興奮，才流出眼淚。

詳細解釋如下。

一般來說，「壓力狀態」是指交感神經高度緊張的狀態。

人在醒著的時候，交感神經起主導作用，只要處於清醒狀態，就無法緩解高度緊張的交感神經。緩解緊張最簡單的辦法，是睡覺。只要睡覺，身體就會自然切換到副交感神經主導，交感神經的緊張得到緩和，壓力也得到緩解。熟睡的第二天早上神清氣爽，是因爲壓力減輕了。

這樣，基本上來說，清醒期間交感神經的主導地位不易切換。不過，在清醒狀態

（醒著的時候），有一個切換到副交感神經主導的辦法。

那就是「流感動的淚」。

那麼，我們在什麼時候會流感動的淚呢？

一言以蔽之，那就是**感受到「腦壓力」的時候**。

首先，孩子哭是因爲「不愉快」，因爲精神性的壓力，這是很明顯的。青春期和青年期多有的「不甘心的眼淚」、「悲傷的眼淚」，也是因爲後悔、悲傷這些不愉快產生的，壓力仍是眼淚的誘因。

也許有人認爲感動的眼淚不是壓力，其實也和壓力有關。

例如，奧運會選手直到比賽結束都要和莫大的壓力抗爭，這是很大的壓力。比賽結束後，站在領獎臺上，才從壓力中解放出來。

他們在這一瞬間流下眼淚，是因爲終於從長期的壓力狀態解放了。而看到這一情景一起流淚的人，也是因爲和選手產生了共鳴，一起體驗到了「從壓力中解放」，體驗到了整個過程中的壓力和從壓力中的解放。

看電視電影會哭，基本上也是同樣的情況。

因爲，透過看電視模擬體驗主角及帶入感情的角色們的人生，對他們當時的心情產生共鳴，這時流下的淚就是感動之淚。

交感神經感受到各種壓力而興奮，爲了獲得解放，流下眼淚，轉換到副交感神經主導的放鬆狀態。

流感動的淚，就能消除壓力，是因爲腦內從交感神經的緊張狀態切換到副交感神經主導的狀態。

不過，有些人雖然壓力很大，十分痛苦，卻處於「想哭哭不出來」的狀態。

這就是憂鬱症患者。

憂鬱症患者想哭卻哭不出來，是因爲前運動區功能低下。

各種感動的淚都和前運動區密切相關。

單單因不愉快產生的壓力和工作腦有關；不甘心的眼淚、悲傷的眼淚是因爲沒得到快感產生的壓力，和學習腦有關；需要同感的感動之淚和同感腦緊密相關。因此，這些腦不好好工作，就會變得想哭也哭不出來。

一般來說，我們並不是因爲「想哭」才哭的。

淚水湧上來，想忍也忍不住，就哭出來了，一旦開始哭，就停也停不住，這才是自然的眼淚。

這種狀態的發生，是因爲大腦從過度緊張狀態切換到放鬆狀態，憂鬱症患者腦的機能下降，無法進行切換。這就是「想哭哭不出來」的眞相。

那麼，怎樣能哭得出來呢？

最好的方法還是鍛鍊血清素神經提高同感腦的功能。

流眼淚絕對需要同感腦的作用。

如果憂鬱症病人想哭的時候能哭出來了，就說明病情開始好轉了。

用流淚消除壓力的原理

人在流感動之淚時，腦中到底發生了什麼事？

爲了瞭解這一點，我們做了一個實驗。那就是讓實驗對象看感人的電影，以血流量爲中心，觀察此人流感動之淚時腦中怎樣變化。前面已經講過，血流增多就表示大腦活躍。

要流下感動之淚，需要一定的時間。

不管是多感人的電影，忽然之間只把高潮拿出來看，也感動不了人。要流下感動之淚，需要積累達到共鳴。換句話說，必須承受一點點壓力，讓交感神經緊張，不然就無法達到「想哭」的狀態。

積累的過程中，前運動區的血流量看不出有多大變化。

但是流淚前一兩分鐘，能看到同感腦出現緩慢的血流量增加。

這可以說是流淚的「預兆期」，這時看電影的人體驗到感動一點點湧上，溢滿於胸。

哭之前，同感腦的血流量急速上升。

這種急速上升持續約十秒，這時看電影的人哭出來了。

然後，血流再次降低到預兆期的程度，這時實驗對象還在哭。接著這種血流量較多的狀態持續一分鐘左右，即恢復正常。

我把最初的增量期叫做「哭泣預兆期」，急劇上升期叫做「哭泣觸發期」，其後的增量期叫做「哭泣持續期」。

流感動之淚時，同感腦高度興奮。興奮傳遍整個大腦，從交感神經的緊張狀態（壓力狀態），切換到副交感神經興奮狀態。我認爲，這一切換的資訊傳向腦幹的上泌涎核（副交感神經的起點），就流出了眼淚。

眼睛進入異物時流的「反射性眼淚」，是經過眼角膜的三叉神經傳送到腦幹的上泌涎核，刺激臉上的副交感神經而流出眼淚的。因此，爲眼睛上麻藥就會不再流反射性眼淚。

不過，麻醉劑有效時，仍然會流「感動的淚」。是因爲它和反射性眼淚的路徑（眼角膜→三叉神經→上泌涎核）不同，腦中存在發出讓上泌涎核流眼淚信號的另一條路徑。

而且，我認爲，**流感動之淚時，其作用的起始點是同感腦**。

這樣思考，就能理解只有同感腦極度興奮時，才會哭泣。

圖 4-1　哭泣前後同感腦的血流濃度

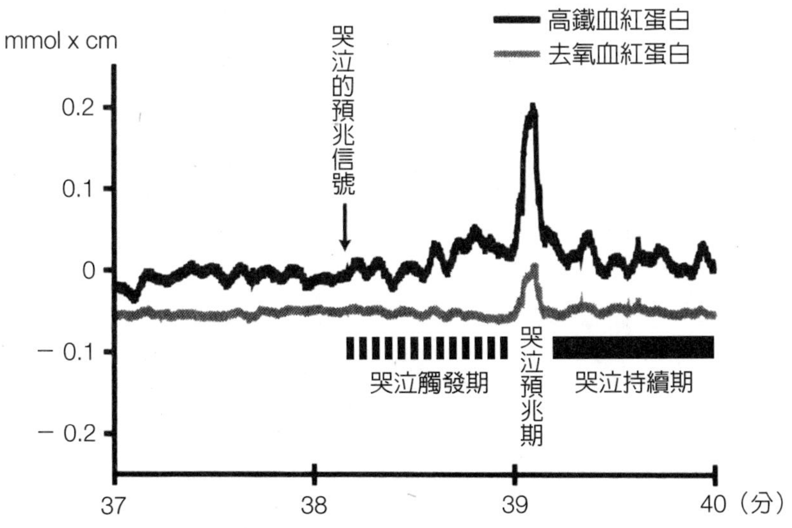

當起始點的同感腦劇烈興奮，刺激就更強，眼淚也多，達到哭泣狀態。相反，同感腦的興奮減弱，傳達的刺激變弱，眼淚也就少了。

讓幾個人看電影，進行觀察，其中也有眼睛「濕潤」但沒到「哭泣」程度的人。觀察這些人的資料，會發現有哭泣預兆期，但沒有出現哭泣觸發期。觸發期沒有出現，說明同感腦不怎麼興奮。

這也說明，同感腦的興奮和眼淚密切相關。

「消除壓力的眼淚」和「增加壓力的眼淚」的不同

接著，我讓實驗對象接受了看電影前後大腦活躍度的「POMS心理測試」。結果，流淚的人和哭不出來的人顯示出很大的區別。

POMS心理測試是以「緊張不安」、「壓抑」、「憤怒」、「活力」、「疲勞」、

「混亂」這六大尺度測試心情狀態的心理測試。

可以哭出來的人，**混亂和緊張不安兩項數值都得到了改善**，哭不出來的人基本得不到改善。從實驗對象的實際感受來說，哭不出來的人感覺很不舒暢。

這是因爲雖然「想哭」，但同感腦沒有充分興奮，沒有完成從交感神經向副交感神經的轉換，壓力無法消除。

還有其他資料顯示了同感腦的興奮和眼淚量的關係。

那就是，就算哭了，掉一滴淚時，不會出現「哭泣觸發期」能看到的急劇血流增加。從「哭泣觸發期」這個名字也能知道，急劇血流增加之後，必然是「哭泣」。

另外，同樣是動情之淚，比起不甘心的眼淚、悲傷的眼淚這種自我感情高漲而流下的眼淚，流「感動」的眼淚這種需要「同感」的眼淚時，同感腦的血流量更大。

更有意思的是有意識地流下「演員的眼淚」。

我們一般人想流也流不出來，而演員能靠演技流出眼淚。

圖 4-2　流淚前後的 POMS 心理測試結果比較

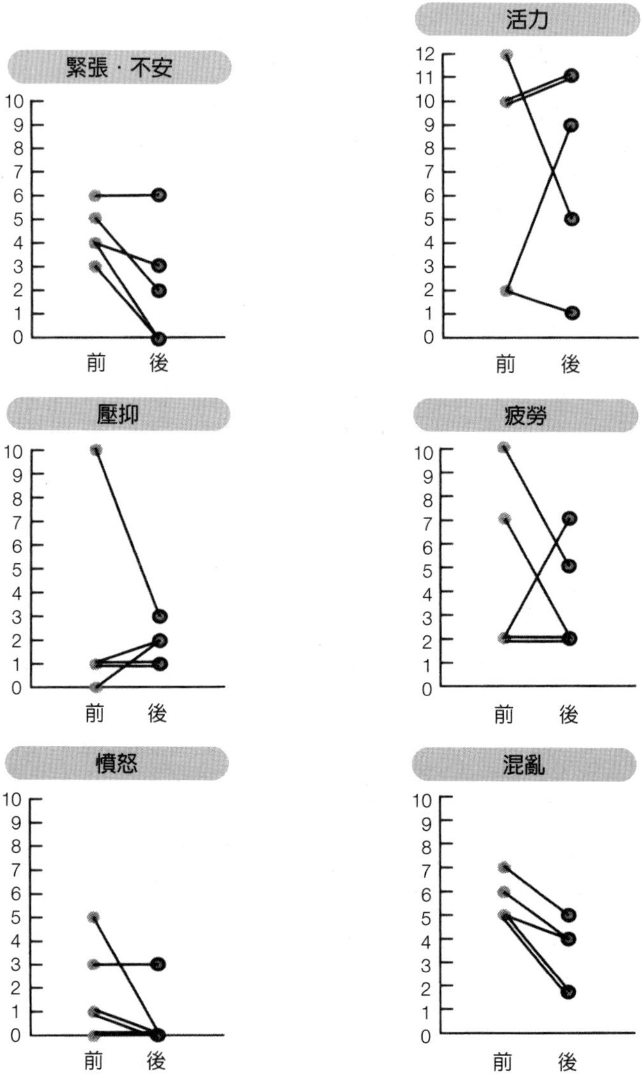

研究表明，「演員的眼淚」和感動的淚在腦中引起的緊張不安反應完全不同。自然流下眼淚時，有某處出現特大量血流的「扣球型」增加（＝哭泣觸發期）；但有意識地哭泣時，只有小幅上下的波浪形記錄。

另外，POMS心理測試，也出現了截然不同的結果，緊張不安、壓抑、疲勞、混亂四項惡化。

也就是說，由此可知，演員靠演技流下的眼淚，不但不能消除壓力，反而會增加壓力。

「淚」比「笑」更能消除壓力

我們知道，流感動的淚，有極大的消除壓力的效果。

那麼，流感動的淚，爲什麼會抑制身體性壓力路徑呢？

這和眼淚是因爲副交感神經興奮而流下有關。

就像之前提到的，我們的身體，在醒著的時候是由交感神經主導運作，放鬆或睡覺的時候，則是由副交感神經主要在運作。當交感神經與副交感神經，兩條自律神經的運作取得平衡時，就是身體維持了最佳健康狀態。

但不規則的作息或過度的壓力，都會刺激交感神經過度運作。特別是**壓力積累時，就是交感神經高度緊張的狀態**，感覺到壓力積累時，有意識地刺激副交感神經，對維持健康來說很有必要。

而且，刺激副交感神經，同時也會啓動在其控制下的免疫系統。

所以，流淚不光是**減輕壓力**，還能**調整自律神經的平衡**，更能**啓動免疫系統**，這三大效果，抑制了「身體性壓力路徑」。

說到啓動免疫系統，最近備受矚目的是「笑」有這種效果，在醫療中採用「笑」療法的也越來越多。

「笑」和「哭」看起來正好相反，大笑甚至會笑出眼淚，實際上這兩者從腦的功能來看，非常相似。

看有趣錄影帶而發笑的人，確認一下他的前運動區血流量，會發現血流量增加了。只是，和哭的時候相比，增加的程度較弱，時間也很短，不如哭泣時變化大。

另外，看錄影帶前後的POMS測試結果也和哭的時候有少許區別。哭泣時，改善了緊張不安與混亂，大笑時則大幅增加了活力。

也就是說，同樣是有消除壓力的力量，區別在於**流淚時是「爽快」**了，**笑的時候是「有精神」**了。

從實驗結果可知，「笑」也有消除壓力的效果，但這和哭的效果相比，要小得多。

腦內變化小，對副交感神經的刺激也小，從免疫的活性化程度來講，哭比笑的效果要大。

但是，儘管效果大，哭泣還是很吃力的，不能每天都來一次。但笑比哭時間短，身體上、精神上的負擔都小，可以每天輕鬆進行。

所以，我覺得平常可以笑出精神，需要的時候就哭泣，洗掉積累的壓力。

而且，笑和哭的效果有少許差別，想掃除鬱悶的時候哭，想充滿活力的時候笑，也是不錯的辦法。

（日本職棒）古田敦也選手流下的幾滴眼淚

要想消除壓力，只要痛快地「哭泣」就好——。

我們從經驗中可知，與其安靜抽泣，不如哇哇大哭，更加爽快。

同感腦興奮，清楚出現哭泣觸發期，消除壓力的效果更大，已證明這是事實。

但是，長大成人之後，基本上沒有哭泣的機會。別說哭泣了，連看電影流眼淚都被當成傻瓜，這是現實。特別是男性，從小就被教育「男孩不能隨便哭」，也因此比女性更不會哭。

那我建議，要消除壓力，就要有意識地流感動之淚。

在電影院不好意思哭的人，應該可以在自己家看著錄影帶哭吧！

一直忍著不哭的人，就算告訴他能消除壓力，「哭吧！」。也很難馬上哭出來。但哭泣能夠極大地消除壓力，所以希望大家積極挑戰哭泣。

以消除壓力爲目的，有好幾種哭的秘訣。

首先，**時間不要選早上，要選晚上**。

理由之一是早上壓力沒那麼大，哭了也沒有多大效果。另一個理由是流感動之淚需要一定的時間。

在身心感到壓力的日子裡，晚上有充足時間時，可以哭一場。

我在試驗中用到了電影，只要能哭，電影、電視、音樂、書都可以。內容也不限，感人的東西、愛情故事、運動題材都可以，自由選擇適合自己感覺的就可以。

不過，恐怖驚險的還是避開較好。

自古就有經歷恐怖的體驗會「面無血色」的說法，觀察看恐怖電影的人的腦血流量，確實，前運動區的血流量減少了。

血流退出前運動區，看恐怖電影就算流眼淚，也不是感動的眼淚，無法消除壓力。

另一個重要的秘訣是，**想哭的時候不要強忍**。

看電影感到胸悶、眼睛濕潤時，就不要強忍，乾脆哭出來。

因爲我所說的「哭泣」的定義是自己無法控制眼淚的狀態。簡單地說就是想停下也停不下來的狀態。

例如，二〇〇七年退役的「東京益力多」棒球隊的古田敦也選手，在退役發布會上，百感交集，流下了眼淚。雖然只是幾滴，但那時想忍沒忍住而流下的眼淚，可以說腦中已經達到了哭泣狀態。

胸中一股熱流湧上，言語無法表達。

無法控制臉部表情。

就算強忍住，肩膀也會震動。

在這種狀態下，流下的淚就算少，腦中也進行了切換。

所以，說到哭泣，大家經常會認爲就是哇哇大哭，其實即使沒到那個程度，只是想忍也忍不住的狀態，腦中切換已經完成，也有充分消除壓力的效果。

人的年齡越大，哭泣的機會越少。關於感動之淚，**可以說有各種經驗的成人，能對各種事物產生共鳴，此時腦內狀態更適合流眼淚**。

感動的眼淚正是成人的眼淚。要消除壓力，請一定好好利用。

適合在人前流的淚、不適合在人前流的淚

雖說哭泣很有好處，但在人前流淚，還是要看時間、地點和對象，不然會造成麻煩。

在人前流淚，和孩子的壓力哭泣一樣，是把自己的壓力施加給別人的行爲。人們會無意識中感受到這種壓力，有人在自己面前哭的時候，會感到討厭。

例如在辦公室，女職員被上司叱責後哭了，這是常有的事，不過即使明顯是下屬的錯，上司也會馬上變成壞人。

這是因爲周圍的人對下屬的眼淚比對上司的憤怒更有同感。

諸如此類，「哭泣」是有著很強影響力的行爲。

周圍有人哭，很難無視。

因此，哭要看時間、地點、對象，這是身爲成人最低限度的禮儀，希望大家注

意。

成人在人前可以流的淚，最有代表性的就是運動會上看到的運動員的眼淚。這雖然是在人前流的淚，然而不但不會被討厭，還會讓多數人感動地接受。

二者有何區別呢？

運動選手的淚被接受，是因爲那不是在壓力下流的淚，而是在壓力「完結時」流的淚。選手在比賽結束時，從漫長的壓力狀態中解放出來，流出喜悅或是悲傷之淚，這種解放感，旁觀的人也能感受到。隨之哭泣的人，同時也體會到了「壓力的解放」。

也就是說，見到別人被上司叱責後哭，感到討厭，是因爲感受到的是壓力，而看到運動選手哭能接受，是因爲從他們的眼淚中感受到的是「壓力的解放」。

作爲成人，不能把自己的壓力強加給別人。

所以，不能哭的時候，就算想哭，也要去沒有人的地方，自己一個人哭。在可以大聲哭的地方，盡情哭泣，會很爽快。

工作中，比起處於壓力狀態的強忍著哭泣，哭出來更清爽，轉換心情面對工作，效率會更高。

對人來說，忍耐本身就是很大的壓力。只要不給別人添麻煩，想哭的時候不要強忍，盡情哭吧！

挑部令人淚崩的作品，來個「週末哭泣」吧！

需要的時候，不要勉強，放聲大哭很重要。我建議大家，爲了在必要時能哭出來，平時也要定期流感動之淚。

因爲流感動之淚不光能消除壓力，同時也能加強同感腦的功能。

同感腦平時並不興奮，處於冷靜狀態。

這個冷靜的大腦，在哭泣之前，會出現令人吃驚的興奮狀態。我只要看腦血流量圖，就能在實驗對象哭出來之前得知他「馬上要哭了」。第一次看我實驗的人會很吃驚：「怎麼知道的？」

前面也講過，哭泣前，必然會出現「哭泣觸發期」，很容易知道。這意味著什麼呢？這意味著我們的身體在發生「哭泣」這一反應之前，腦已經起了變化。

本書第二章講到了鍛鍊血清素神經能加強同感腦的功能。進行韻律運動等血清素鍛鍊，同感腦的血流量確實會增大。

不過，最能增加同感腦的血流量，讓清醒的腦興奮的，還是「哭泣」。**哭泣能在一瞬間給予前運動區戲劇性的滋潤**。

每天鍛鍊血清素很重要，哭泣雖然效果很大，但沒必要每天進行。有本書叫《週末哭泣的建議》（安原宏美著／扶桑社出版，二〇〇五年），每週大哭一次，同感腦能得到充分的滋養。

不過，一直以來忍著不哭的人，或是血清素神經功能低下的人，就算想哭也哭不出來。這還是因爲腦的功能低下，不容易發生「腦的變化」。

所以，要從平時開始鍛鍊血清素神經，滋養同感腦，偶爾大哭，大力刺激同感腦，這是最理想的「同感腦啓動法」。

第三章開頭講到過，通過韻律運動、陽光刺激啓動血清素，就像汽車引擎空轉。引擎不空轉加溫，就不能順利哭出來。

除了靠哭獲得消除壓力的效果，還是需要每天進行血清素鍛鍊。

另外，如果沒有「同感」，同感之淚就流不出來。

所以，要哭，必須產生同感。

我在哭泣試驗中經常用到《螢火蟲之墓》這部電影，有趣的是，**看過這部電影的**

人，比第一次看的人能更早哭出來。

已經知道內容了，不是應該不容易哭嗎？

但是，事實並非如此。

這是因爲，以前觀後哭泣的「經驗」，縮短了產生同感的過程。而且，哭的時候，已經看過的人也會更強烈。

這是因爲反覆看，共鳴度加深了。

實際上，我也有一個「看了就哭」的死穴。

那就是歌曲《向日葵》，是蘇菲亞．羅蘭和馬切洛．馬斯楚安尼主演的電影主題曲，我只要一聽就會「哭出來」。這也是因爲以前看過這部電影，一聽到音樂，電影的情節就會像走馬燈一樣在腦中播放，眼淚便潰堤而出。

有個「一看就哭」的秘訣，馬上就能進入哭泣狀態，對消除壓力很有效。大家也培養一個這樣的「秘訣」吧！

先前說過，晚上哭比早上哭好，同樣，週末哭比週一哭效果好。

工作了一個星期，就算每天都在鍛鍊血清素神經，到了週末還是壓力累積。堆積了一週的壓力，隨著眼淚洗去，用清爽的大腦迎接週末，這樣一定能養精蓄銳，迎接新的一週。

為什麼女人比男人更易流淚

據說女人比男人更易流淚，但是，「哭泣」的能力原本並沒有男女之分。男女出現差異是在十三歲左右，以研究眼淚聞名的美國生化學家威廉姆・弗雷博士研究認為，可能是因為那個時期男女荷爾蒙分泌產生差異的原因。弗雷博士所關注的女性荷爾蒙是「泌乳激素」這種促使產生母乳的腦下垂體荷爾蒙，他認為是這種荷爾蒙帶來了男女在哭泣頻率上的差別。

確實，經常會聽說剛生完孩子的女性容易哭。這種荷爾蒙能促使分泌母乳，和眼淚的產生也有關係，就能解釋爲什麼哺乳期的女性容易哭。

但是，我覺得不完全是這樣。

弗雷博士關注的是泌乳激素，我則注意到了和女性月經週期緊密相關的「**雌激素**」。

有句話說「女人心海底針」，女性的心理狀態比男性更不穩定，實際上造成這種起伏的，就是雌激素這種女性荷爾蒙。

雌激素又叫卵細胞荷爾蒙，男性的荷爾蒙濃度幾乎維持一定，但是在青春期之後的女性，雌激素的濃度隨著月經週期變化很大。

雌激素的濃度在排卵期前漸漸增加，排卵時到達高峰，然後慢慢減少。接下來，黃體素濃度漸漸升高。

從雌激素減少的排卵期到月經期間，很多女性都會變得焦慮、情緒低落，哭也哭不出來，有時會近乎「憂鬱」。這在醫學上叫做「月經前症候群（ＰＭＳ）」。「憂鬱」是一種和血清素神經機能低下相關的病。於是，對這種變化很感興趣的我，調查了女性腦內的血清素濃度和雌激素濃度的關係。

結果，有趣的是，兩者顯示出明顯的關聯。

那就是，雌激素濃度高時，腦內血清素濃度也高；雌激素濃度低時，血清素濃度也低。

也就是說，排卵前的女性，血清素濃度高，因此同感腦活躍，容易哭；月經前的女性，血清素濃度低，反而很難哭出來。

女性根據性週期，有「容易哭的時候」和「不容易哭的時候」，比男性感情起伏更激烈，容易流眼淚。

哭泣的相乘效果

成人的眼淚基本上都是獨自一人流的，有時，和別人分享眼淚更有利於消除壓力。

那就是與擁有同樣痛苦的人一起流淚的時候。

例如，交通事故造成了很多遇難者，開遺屬會的時候，家屬互相分享自己的回憶和經驗，一起流淚，可以互相分擔痛苦和悲傷。

之所以擁有同樣痛苦的人要這樣做，是因爲這些人擁有更多的「同感」。

同感的力量很大。光是看電影和電視，自己產生同感，就會流眼淚。擁有同樣痛苦的人，互相產生共鳴，同感腦的興奮程度，簡直超乎想像。

失去所愛的人的痛苦、悲傷，是難以忍受的巨大壓力。

痛苦的時候，別人能分擔自己的痛苦，就會變得輕鬆；相反地，對方認同度低，就會產生「我的痛苦不被理解」的失落感。

但是，如果是擁有同樣體驗的人，即使對方沒有流眼淚，也會覺得對方能理解自己的心情，感到安心，不會失落。更何況傾聽自己經歷的人，還會產生共鳴流下眼淚，內心會是多麼地踏實啊！

也許就像音叉產生共鳴一樣，雙方的同感腦產生共鳴，會劇烈地興奮。如果能讓同感腦劇烈興奮，哭出來，就能取得比哭泣更好的治癒效果。

我把這看做大腦發達的人類才有的「語言疏導」。

比較常見的是上班族喝酒後互相抱怨，這是一種語言疏導，聽失戀的朋友傾訴，一起悲傷，安慰他，也是這種性質的行爲。

使用各種各樣語言的疏導中，效果最大的是「擁有共同痛苦的人互相傾訴，一起流淚」。

互相產生同感，會帶來極大的喜悅。

戀人之間一再約會，在某種意義上，也是通過一起做同一件事積累「同感」。所以，戀人、夫婦、情侶一起看感人的電影，一起流淚，是很好的壓力消除法。有同伴的人，不妨都試一試。

5

同感腦給予的最大療癒

害怕夢想的年輕人們

最近，年輕人之間，因爲沒有夢想而煩惱的人越來越多。

在我年輕的時候，這個世界是較爲單純的。

當時整個日本都很窮，幾乎所有人都認爲，比起健康，過更好的生活才是最大的願望。

人們價值觀一致，願望簡單，生活的能量就容易集中；目標清晰，就能目不斜視地前進。

但是，現在不一樣了。

日本脫離了貧困，人們的生活方式變得多樣化，價值觀也都各不相同。社會充滿了多樣性，是件好事，但同時價值觀紊亂，分散了人們的精力，這也是事實。而且，這也正是給予我們壓力的一大原因。

和過去一樣，「過得幸福」這個人生最根本的欲望沒有變。只是，什麼是幸福？怎樣才能幸福？路標太多迷了路，這就是現在年輕人的現實狀況。光是要從眾多路標中選一個出來，就可以預見其壓力有多大。

也就是說，在這個社會，擁有夢想和希望，就擁有了生活的力量；然而同時，也承受了巨大的壓力，希望和壓力就像是硬幣的兩面。

所以，非常有必要積極面對夢想和希望。

對待夢想和希望的態度，會極大地改變我們今後的人生，從腦科學來看，這一點也很明顯。

基本上，對大腦而言，夢想與希望，就是快感與報酬。

人類的大腦，本來就是要追求快感的構造。

連這種「快感」都無法追求，那一定是受到了什麼壓力或是阻力。

例如，對於未來沒有抱持遠大的夢想，只甘於做飛特族❶、打工仔的年輕人來說，對於「出社會後有可能獲得的成就感」，他們更害怕過程中所帶來的壓力、挫折等種種的不愉快。

那麼，爲什麼會這麼害怕「不愉快」呢？

我認爲原因有以下三點：

①每個人都認同的「明確的報酬」沒有了。

②在最初的社會——學校裡，遭受了欺負和挫折，有了心理創傷。

③成長中所受的教育有問題，大腦前運動區不發達。

再說一次，對夢想和希望的態度對今後的人生影響甚鉅。也就是說，**比起「血清素鍛鍊」和「眼淚」，若能擁有美好的夢想，更能幫助我們有效消除在社會中所受到**

的壓力。

所以，我認爲，沒有夢想的人，首先要擁有夢想。爲此，要問問自己追求夢想的自然之心，爲什麼受到了阻力。要對照三個原因，排除阻力。

不消除阻力，就算踩油門，車也前進不了。我們也要先清除腦中的消極因素，否則就不能向著夢想和希望前進。

對自己而言所謂的「報酬」是什麼？

對你來說，「報酬」是什麼？

想通過努力得到的東西，或是値得爲之努力的東西，就是你的報酬。

❶飛特族：為日式英語 freeter 的音譯，意指以非固定性全職工作，也就是兼職打工的身分，來維持生計的人。

現在，很多人不再努力了，是因爲「金錢」成了最普遍化的報酬。

工作是爲了錢。

勞動就是賺錢。

這樣想，就變成工作只要能賺錢就可以了。

從前，日本呈現高速成長的時期，大家都在拚命學習。好好學習，就能進好的學校、進好的公司，和優秀的異性結婚、生個孩子、有美滿的家庭，這是一條單純的幸福道路。

但是現在，就算進了好學校也不一定能進好公司；進了好公司，也可能會倒閉，無法放心。薪水也不像以前一樣年年漲。

這種情況下，把「金錢」當做報酬，就算拚命努力、辛苦工作，得到的錢也都差不多，努力的人反而變成了傻瓜。「只要能生活就行了」，很多人會這樣想。這是沒有夢想的價值觀，不過也沒辦法。

例如，每年花幾百萬日元補習進修，但和別人所得的報酬相差無幾，會讓人覺得努力所花的時間和費用都「白費」了。

那應該怎麼辦呢？

我認爲，擺脫這種無力的狀態，要把**視線從「自己」轉向「自己周圍的人」**。

報酬如果是「金錢」，就請進一步想一想，那是用來做什麼的金錢。

是爲了讓自己生活得更好？

還是爲了讓自己開心？

爲自己賺錢，不管是什麼理由，追根究柢，只能是「私利」。

但是，爲了「私利」，人是不會努力的。爲什麼呢？人要努力，最終需要獲得滿足，自己是不能滿足自己的，和只能持續放出「快感」的多巴胺一樣。

也就是說，能滿足人的，只能是「人」。

別人認可自己做的事，才會感到喜悅，只有被需要，人才會滿足。

所以，不要爲了自己賺錢，而要看成是爲了身邊的人的幸福努力。

年輕時常常胡鬧愛玩，有了另一半後，就認眞工作了——以前就經常聽到這樣的故事，這是因爲這個人心中原本沒有「爲了他人」的念頭，但因爲另一半的存在，產生了這種變化。

「爲了父母、妻子、孩子，自己在努力工作著」，這樣想的話，就會自然產生生活的欲望、努力的力量和夢想。

別單單認爲工作的目的只是要賺錢。

每個人都需要有視之爲很珍貴的人。

以前有很多爲了金錢和生活工作的人。但是，一定有一個讓他爲之努力的「人」。自己的勤奮努力，是爲了獲得能讓自己和自己覺得重要的人快樂生活的金錢。

現在，很多人不再有夢想，我認爲是因爲他們放棄了「和人的關係」。人們失去的，不是「夢想」和「希望」，而是「和人的關係」。

如果對自己最好的報酬是「所愛的人的笑臉」，應該就沒有自殺的人了吧！

與他人的互動可以療癒傷痛、憂鬱與封閉的內心

有些人就算很清楚自己的報酬，爲了身邊的人努力，但仍然感覺使不上勁兒，這可能是過去承受的壓力形成精神創傷，在心理上產生了阻力。

精神創傷的原因因人而異，不能一概而論。

不過希望大家都瞭解一點：那就是，**人會因爲人際關係受傷，但是治療這種心理創傷的，也是人際關係**。

憂鬱症、自閉、無精打采，最初的導火線同樣都是「壓力」。

不能好好處理壓力，積累過多壓力，血清素神經就會衰弱，前運動區功能也會因此下降，接下來大腦皮質的整體功能惡化，進入惡性循環。

在這個惡性循環過程中，產生心理疾病的人，會變得封閉，拒絕和他人的接觸。當然，這不是一件好事。「缺少和人的直接交流」，會加重憂鬱和無精打采。

因爲**同感腦是在和他人的關係中被啓動的**。

本來，人就是在成長過程中，通過與人接觸確立「自我」和「他人」。最初是和母親的接觸，和兄弟姐妹的接觸，長大後是和朋友、老師以及周圍的人的接觸，不久還有跟異性的接觸。在日常生活中不斷進行這種人和人的接觸，同感腦會自然被啓動，形成人性化、個性化的東西。

在這種人際關係中，就算有痛苦的體驗，也是無可奈何的。人活著就不能沒有壓力，社會生活中，每個人都會傷人和受傷。

重要的是，不要讓意識變得消極，要有意識創造良好的人際關係，在和人的交往

中啓動同感腦。

人會和形形色色的人相遇，經歷各種各樣的事，對更多的事產生「同感」。同感腦發達，整個大腦被啓動，一般的壓力都能順利應對。

惡性循環進一步發展，變得憂鬱、自閉的人，在治療過程中有必要和身邊的人保持「接觸」。

首先是家人，接下來是朋友，然後是周圍的人。就像重複孩子的同感腦成長過程，讓自己進入他人之中，一點一點重新鍛鍊同感腦。

這時，如果能一邊進行韻律運動等血清素鍛鍊，一邊和人接觸，同感腦的恢復會更快。不過，同感腦衰弱到患上憂鬱症的程度，可能都不會流眼淚了。恢復同感腦的功能後，自然就能哭了，所以不用勉強練習哭。

要從憂鬱和自閉中恢復過來，可能要花時間，踏踏實實堅持血清素鍛鍊和人際交往，是最好的辦法。

腦的成長是「三歲見一生」

特別要注意在不抱希望或夢想的人之中，有些人是因爲幼年時期所處環境而造成同感腦無法順利發展。

有句話說「三歲見一生」，這在腦科學上已經充分證明。三歲之前孩子的大腦變化很大，這種變化會極大影響其一生。

我研究的課題——出生後血清素神經的發育——也顯示，三歲之前出現了劇烈的變化。血清素神經和同感腦的活躍緊密相關，同感腦控制著大腦皮質，這時，選擇何種教育方式，對整個大腦的發育十分重要。

那麼，要讓大腦能司其職，讓生活擁有夢想和希望，從小需要什麼樣的環境呢？

特別需要注意的是幼兒時的「母子分離」，也就是母親和孩子分開的情況。

母子分離，對幼兒來說是最大的壓力。

這個時期的孩子正在全力發展五感「讀」母親的心。

據說人類的嬰兒是在未成熟的狀態下出生的。確實，和動物不同，人類的嬰兒不會自己走路，也不會自己喝母乳。但是，我認爲在交流上，嬰兒和大人擁有差不多相同的能力。

當然嬰兒不會說話，雖然能力相同，但交流方法不同。嬰兒擁有的是非語言性的交流能力。

所謂交流，就是向對方傳達自己的意圖、欲望，自己想要什麼。嬰兒即使不用語言，實際上也充分達到了目的。嬰兒向母親傳達了自己的需求，母親也充分理解了嬰兒的需求。

嬰兒在喝奶的時候感覺到母親的呼吸，皮膚的觸感，聞到母親的氣味，從母親的聲調感受到母親的心情。這種無語言交流刺激了腦中最有人性的同感腦發育。

也就是在某種意義上，當母親抱著孩子時，可以說即是**透過非語言性的交流，促**

進孩子同感腦發育的重要時間。

不需要特別做什麼，只要被母親抱著，孩子就能用非語言性的交流能力，促進同感腦逐漸發育。

但是，如果在這段重要時期母親因爲工作長時間和孩子分離，就算在一起時也不抱孩子，放在一邊，孩子就無法培養這種能力，只是身體長大。這對孩子來說是一種壓力，也是成長的一大阻礙。

孩子在一歲左右學會說話，到了五、六歲時，用文字語言來表達自我意志的能力幾乎就形成了。獲得這種語言能力，也需要透過非語言性的交流和感情表達以充分培育同感腦。

要充分培育同感腦，不能把三歲前的孩子和母親分開，同時要盡可能多地進行肌膚接觸。抱在懷裡，溫柔撫摸，母親和孩子的接觸，看似自然而然的無心舉動，實際上正培育著同感腦。

「母子分離」的壓力也會影響到母親

當「人」的前運動區發育了，才會成長為「人類」。

嬰兒時期，不用特別做什麼，只要和母親在一起，同感腦就會發育。

那麼，不幸和母親分離的孩子會怎麼樣呢？

這關係到一個很難回答的問題：同感腦的發育會持續到什麼時候？

前運動區發達是人類固有的特徵，所以不可能通過實驗來證明。雖然不能斷言，但我認為，在十歲腦完全具備語言功能前，培育同感腦很重要。

因為各種資料皆表明了孩子是藉由一邊學習語言，一邊培育著同感腦的。

不過，就算母子分離，也會有人把孩子養大。在這個過程中，就算有程度上的差異，孩子仍會運用非語言性的交流能力使同感腦發育。

孩子在幼稚園和小學的集體生活中，不斷犯錯、不斷學習新東西，讓包括同感腦的前運動區持續發育。

所以，不管哪種養育方法，都不能說同感腦完全得不到發育。

而且，幼兒期的發育只要不爲零，到了某個年齡，也可能加強同感腦的機能。

語言能力也是一樣，我們小時候毫不費力就能在生活中學會語言，長大後學習外語總有點兒吃力。

雖然吃力，但不是學不會。

人腦對環境的彈性適應性，超乎我們的想像。

相反地，運動不足或拒絕和他人交流，即使前運動區已經很發達，腦的機能也會衰退，變得易怒、自閉，患上憂鬱症。

孩子只要和母親在一起就好了。身爲男性，我這麼說也許會被認爲是主張男尊女卑，但考慮到人類的腦男女有明顯不同，不得不說，有些工作適合男性，有些工作適合女性。

特別是，只有女性能生孩子，女性的身體與腦的構造和系統，都充分適應這個目的。

近來，生孩子後仍然工作的女性越來越多，她們都希望早點重返職場。但是，母子分離不光對孩子造成壓力，實際上對母親來說也是一種壓力。

母子在三歲前親密生活在一起，對雙方的大腦都有好處。

育兒是一項很辛苦的工作。母親和孩子的接觸能治癒辛勞，讓人能夠忍受這種工作。

在日本，一直以來爲了讓女性能夠參與社會生活付出很大努力，建立起了現在這個男女平等的社會。但結果卻出現了少子化、少年兒童犯罪、女性負擔增加等以前沒有的問題。

這些問題的根源不正是「母子分離」帶給母親和孩子的壓力嗎？

我並不是說，女性還是應該在家裡養孩子、做家務，而是女性要在從事只有女性能做到的「生孩子」這項大事業期間，在對孩子的大腦發育十分重要的三歲前，能夠安心育兒。創造這樣的環境，對健全地養育繼承未來的孩子來說，非常必要，這一點大家必須瞭解。

有疏離感的「IT業」與有親切感的「看護業」

IT是個很受年輕人歡迎的行業。

很酷，工作環境好，薪資也高。

但是這個行業的離職率也很高，在業界是有名的。聽說其中SE（系統工程師）的離職率非常高。

工作時間長、分工制導致沒什麼成就感等等諸如此類的原因有很多，但從腦科學的角度來看，IT行業的問題有兩個。

一個是身體不動。這個行業需要長時間伏案工作，和能夠外出沐浴陽光的銷售員相比，運動量不足，血清素神經就會衰弱。

另一個實際上是很嚴重的問題，那就是「**工作對象不是人**」。

這些人一天到晚要對著電腦螢幕，用程式語言來工作。公司外就不用說了，公司裡的人際交流也大多以郵件進行。在這種環境裡，工作記憶的工作腦很活躍地運作，但同感腦幾乎得不到刺激。

工作腦和壓力直接相關，壓力容易累積，結果就容易損害身心。IT界很多人患有憂鬱症，從腦的功能來看，很容易理解。

雖然沒有IT行業那麼嚴重，但不再和人面對面、而是對著電腦工作的工作形態在各行各業越來越普及。

通信和聯絡基本上靠郵件，會議和演講用投影片，是現在的常識。會議上好不容易大家聚在一起，看的不是演講的人，而是投影的電腦畫面，不知道爲什麼要聚集在一起。

在醫療的過程中也有這種傾向。

現在不管是X光還是其他檢查，其結果都能馬上資料化，醫生根據電腦上顯示的資料，對患者進行診斷。但是，這時醫生眼裡看到的不是患者的身影，而是電腦畫面。如此一來，患者就感受不到醫生爲自己看病，而這種情況越來越多。

在家裡，不開電視就待不下去的人不少。一家人一起坐在餐桌上，也不看著彼此的臉說話，眼睛緊盯著電視。這算不上一家團圓。所謂「家庭」，不是只要聚在一起就夠了。

相對社會的IT化，最近有一個漸漸受歡迎的職業，那就是看護。

這正是一種**人和人不直接接觸就無法成立的職業**。

問問從事看護的人就會知道，他們有「自己的工作能幫助他人」的實在感，這成爲一種動力。

也許有志於做看護的人，在無意識中，希望透過「和人直接接觸」獲得自我認同。

這麼想來，不久前出現了一則有趣的新聞。

那就是，據說在矽谷，會議時禁止攜入電腦的公司越來越多。因為有個公司試著實行後，發現大大提升了會議的效率。

IT行業的發源地矽谷出現了這樣的動向，我覺得很耐人尋味。

這還是說明，想要有生活的動力，人與人之間的直接交流是不可或缺的。

從大腦看「三種療癒」

前面提到了「療癒」，我認爲這個詞很難定義。

通常，治好疾病和創傷，消除了精神上的煩惱和苦悶；或是沒有什麼明確問題，只是變得輕鬆，感到解放了，心情好的時候，人們會感到「被療癒」。

「感覺到」換言之就是「大腦認識到」。

那麼，感到療癒的時候，腦中起了什麼變化呢？

我認為**從大腦來看療癒有三種**。

第一種是「讓大腦皮質整體休息的療癒」。

這是最簡單、很多人日常中都在進行的療癒，具體說來就是「睡覺」。

我們清醒活動時的腦波叫做β波，睡覺的時候，從β波（十四至三十赫茲）到α波（八至十三赫茲）到θ波（四至七赫茲），漸漸變慢，最終降到δ波（一至三赫茲）。

睡覺時，切斷外部的資訊流入，大腦皮質整體得到休息，換句話說，就是抑制了在壓力刺激下的大腦皮質活性化，讓大腦能夠休息。

第二種療癒，完全是相反的方法。

那就是通過啓動血清素神經，讓整個大腦皮質處於某種特殊狀態。

這種特殊的狀態就是放出α2腦波的狀態。

α波是放鬆狀態下的腦波，這點大家都知道，**實際上α波還有「慢α波」和「快α波」之分，其性質大不相同**。

通常放鬆、想睡，或是閉上眼的時候出現的α波是八至十赫茲的「慢α波」。

但是，坐禪或進行腹肌呼吸時啓動血清素神經所出現的是十至十三赫茲的「快α波」。

而且，這種快α波，才是帶來治癒的α2波。

當α2波出現時，我們感覺到的不是慢α波出現時的放鬆感，而是「爽快清新的感覺」。

實際上這種爽快清新的感覺，正是代表啓動血清素神經所獲得大腦皮質的「清醒」狀態。

進入這種狀態，患憂鬱症的人也能不再抑鬱，有了活力。焦慮的人則恢復了精神上的安定。

特別是患憂鬱症的人，很多人想睡也睡不著；即使睡著了也無法啓動腦的機能，所以第一種讓大腦皮質休息的療癒法，基本上沒什麼效果。對這類人來說，「啓動大腦皮質」療癒效果會更好。

第三種療癒是「眼淚的療癒」。

眼淚在腦內引起的，是從交感神經向副交感神經的切換。交感神經的緊張得到解放時流的「淚」，能帶來治癒身心的效果。

這種療癒中很有趣的是，不需要讓整個大腦皮質處於「休息」狀態。眼淚只會讓同感腦高度興奮，進行自律神經的切換，帶來治療效果。

這三種療癒法在腦中引起的反應完全不同，我們要根據其不同作用進行不同的療癒。

第一種「讓大腦皮質整體休息的療癒」，在腦休息的同時身體也在休息，會帶來消除疲勞的治癒。

第二種「活化大腦皮質、處於特殊狀態的療癒」會讓頭腦清醒，充滿活力，帶來治癒。

第三種「眼淚的療癒」能一口氣洗去身心的壓力，讓心情變得輕鬆，帶來治癒。

巧妙利用這三種療癒法的特點，就能根據不同的情況有效地治癒身心，請大家務必牢記。

一切都與腦聯結在一起

從「三種療癒」可知，療癒就是「緩和壓力」。

你可能已經發現了，第二種療癒和第三種療癒，也代表著兩種抗壓能力。

我們人類有三種壓力——

①身體性壓力。

②得不到「快感」的壓力。

③自己所做的事得不到認可的壓力。

第二章中已經講過，這三種壓力分別和構成前運動區的「工作腦」、「學習腦」、「同感腦」緊密相關。

實際上，三種療癒也和三種壓力、三種腦的作用密切相關。每種壓力都能找到最有效的治癒法。

療癒工作過度、肌肉疲勞等身體性壓力最適合的是讓大腦皮質整體休息，也就是「睡覺」。

得不到快感的壓力是多巴胺神經失控所造成，啓動能抑制失控的血清素神經的「活化大腦皮質、處於特殊狀態的療癒」，也就是韻律運動等「血清素鍛鍊」能療癒這種壓力。

對自己所做的事得不到認可的壓力，則是提高對方的同感，也就是啓動同感腦的「眼淚的療癒」最有效。

事實證明，人類隨著大腦皮質的發達，擁有了三大壓力，**同時，也產生了三種發達的腦的特徵，因而得到了三種療癒方法**。

身體性壓力及其療癒法「休息、睡眠」，是動物也有的壓力及緩和對策。但是另兩種壓力和對應的療癒法，只有人類才有。

當然，如果是「適度的」壓力，能提高專注力和工作效率，對我們來說有正面作用。

但在現在的「壓力社會」裡，輸給這種人類特有的壓力、身心不健康的人越來越多。

原因在於，這些人沒能好好利用大腦中已經具備的兩種療癒能力。韻律運動啓動血清素神經，哭泣則振奮同感腦。在生活中好好運用這兩種方法，就能和人類才有的壓力和平共處。

釋迦牟尼所謂的「慈悲」

通過親身體驗研究壓力的釋迦牟尼，最終領悟到人類無法戰勝壓力。所以，他主張在坐禪中啓動血清素神經，等待壓力消失。

不過，釋迦牟尼所主張的並不止如此。

釋迦牟尼還主張「慈悲」。

「慈悲」這個詞由梵文的「maitrii（慈）」和「karuNaa（悲）」兩個字組成。

maitrii 是「友情」的意思，和我們平常使用的「友情」意思有點差別。不是對特定某個人的，而是平等地對所有人表示友好的意思。

而 karuNaa 直譯就是「對人生痛苦的呻吟」。爲什麼要翻譯成「悲」？是因爲瞭解自己的苦，就能瞭解他人的苦。和他人一起品嘗苦的時候，就會擁有治癒他人之苦、救濟他人的想法。

對萬人平等的友情、共苦而產生治癒對方的想法——「慈悲」就是這個意思。釋迦牟尼的教誨，讀了本書的人應該瞭解了。

是的，釋迦牟尼透過「慈悲」這個詞，說明**啓動「同感腦」帶來的治癒**。

不被他人認可的壓力很大。

要超越這種痛苦，最重要的是「如實」地看待現實。

如實看待，就是去除「自我」和「他人」，只看事實。去掉「我本來是好心好意的」、「我是爲了他好」的想法，不管作何種判斷，都不會產生壓力。

去除自我來看，人才會對別人的立場、別人的心理打從心底產生「同感」。
眞正的同感裡不存在「自我」和「他人」，而是人們共有相同的感情。
釋迦牟尼所說的「眾生平等」、「和他人同苦」都是去除自我和他人後的純粹的同感。
釋迦牟尼獲得這種「同感」時，就產生「要療癒他人、救濟他人」的想法。
我認爲，**振奮同感腦時、也能被療癒**的答案似乎就在這裡。

療癒他人的同時，自己也獲得更多療癒

關於「療癒」，有一個很有意思的實驗。
做「拍拍背」實驗時，調查腦內的血清素濃度，發現了這一數據。
「拍拍背」是由中川一郎開發的實驗，現在正在推廣中，我們正在進行這方面的

研究。是由兩個人一組，其中一人以一秒一次的頻率，輕輕拍擊另一個人的背。

我預想被拍背的人血清素濃度會上升，結果，意外的是，**拍的人、被拍的人，雙方的血清素濃度都上升了**。

腦的血清素濃度上升，也就意味著血清素神經被啓動，被「療癒」了。

這意味著，爲別人做事，實際上也能療癒自己。

例如，母親抱著嬰兒，輕輕拍背，嬰兒會被母親的溫暖療癒，同時，母親也被療癒。

要從憂鬱和自閉中的狀態恢復時，需要和他人的交流；沒有希望和夢想的人，有了「爲某人努力」的想法，也是因爲和他人交流而刺激了同感腦，啓動血清素，對他本人來說成爲一種療癒。

人是社會性生物，不能獨自生活下去。

對人來說，爲別人努力，結果能療癒自己，這是一大福音。

爲他人努力其實是讓自己幸福的方法。

爲別人就是爲自己，讓別人幸福就是讓自己幸福。

所以，因爲沒有幸福感而苦惱的人，最簡單的幸福方法，就是讓別人幸福。

其實，這正是人類「同感腦」發達的眞正價值。

同感腦讓我們在看到別人悲傷時也感到悲傷，在別人痛苦時也感到痛苦。同樣，我們看到幸福的人，同感腦也會有共鳴，把自己引向幸福。

我認爲，這是人類擁有的最棒的能力。

從前就有「與人爲善，與己爲善」的說法，這不光是一種警句，確實，我們的大腦就是這樣的結構。

和人接觸，讓別人幸福，自己也會幸福。這是人類發達的「腦」選擇的幸福之路。

爲什麼要爲了社會勞動？

爲什麼要對別人好？

爲什麼人際上的直接接觸很重要？

現代人已經感到困惑的這些問題，答案都在我們的大腦裡。很多的現代社會問題，都來自喪失了人與人之間的直接接觸。「腦壓力」的原因也一樣。

核心家族化、母子分離、電視機顧孩子、守在電腦前工作、網路社會……原因不止一個，相同點是欠缺人和人的直接接觸。

互相接觸、面對面的對話中，經常用到刺激同感腦的非語言性交流。人就是這樣讓同感腦工作，療癒自己，也療癒別人，構築起良好的人際關係。這種良好的人際關係擴大，就不會再為壓力苦惱，自然就有了良性發展的社會。

鍛鍊血清素神經，啓動同感腦，這兩者既是抗壓能力，也是人們和社會幸福生活、發展的重要路徑。

請大家好好利用血清素神經和同感腦，妥善處理身體性壓力和腦壓力，邁上人生的幸福之路！

後記

現在有很多人因爲「腦壓力」患上了心理疾病。

本書中提出的「血清素鍛鍊」和「眼淚」，正是療癒這種心病的心理康復療法。

憂鬱症現在被稱爲「心的感冒」，在人群中十分普遍。

讀這本書的人中，肯定有人正爲憂鬱症苦惱，或是十分擔心身邊的憂鬱症患者。

希望這些讀者瞭解，守護自己的心靈和身體健康，只能靠自己的努力。

很多人認爲，病了就去醫院，接受醫生治療，吃處方藥，才是最好的治療法。

不過，雖然我是個蹩腳的醫生，但還是要說，比起醫生的處方藥，我們自己的身體擁有更安全、更高效的製造「秘藥」的能力，激發這種能力十分重要。

手腳麻痹的病人，在復健時，首先不能勉強，要從小事開始做起。

心也是一樣。

讓心理脆弱的人拿出精神來，只是勉強。

一開始可以從小事開始，理解壓力無法戰勝就好。

接下來，用「腦壓力」替換「心理壓力」，瞭解其原因和對應法。第二天早上沐浴陽光。單是這樣就會發生變化。

不過，就算是小小的一步，也要自己走。

如果你不是當事人，就請在旁邊守護，讓他自己努力。

身體的康復也是如此。要讓衰弱的機能恢復，就算艱苦，也要自己努力。

心理的康復不能依賴醫生和周圍的人，自己不親身實踐，就沒有效果。

不過，自己堅持走下去，哪怕是一小步一小步地前進，也一定能再次恢復健康。

規律的生活、營養均衡的飲食、呼吸法和慢跑等有韻律的運動，每天堅持，也是一種壓力。

不過，這種「適度的壓力」，自己控制自我加壓，能啓動大腦，激發出人的潛能，釋放出維持健康必須的「秘藥」——血清素。

也就是說，以壓力對抗壓力。

當然，有時候壓力很大，光是鍛鍊血清素神經也無法對抗。
這時，不妨痛快哭一場，洗去壓力。
人生會發生各種各樣的事。
有快樂的事，也有悲傷的事。
我認爲，更好的生活，絕不是只選擇好的部分，而是品嘗人生的喜怒哀樂。

疲勞的時候就休息。
痛苦的時候就哭泣。
休息之後再次憑自己的雙腳邁出步伐。

我認爲，這就是和壓力共存。
我衷心希望，這本書能助你一臂之力，讓你好好品嘗人生。

二〇〇八年　秋　有田秀穗

文庫版後記

這本書的單行本於二〇〇八年出版，現在做爲文庫本再重新出版。在單行本上市約一年後，一位電視台的節目製作人帶著這本書到我的研究室來找我，希望就這本書的內容，製作約一小時的電視特集。於是就在二〇一〇年三月的「エチカの鏡」節目中播出了「血清素消除壓力，感人落淚的故事——有田秀穗」的特集。令人驚訝的是，在節目播出之後，這本書銷售爆量，成爲熱售超過二十萬本的暢銷書。

原來這本書的內容，是從大腦科學的專業角度探討目前在現代社會中正在蔓延的憂鬱症（俗稱新型憂鬱症）是怎麼發生、以及如何能改善病症。憂鬱症是腦內血清素不足而引起的疾病，腦內血清素有「當腦部產生壓力的時候」會減少，而在「身體活動」或「照射太陽光的時候」會增加的特性。

現今社會，由於蘋果電腦創辦人賈伯斯的創新使得電腦更普及化了，幾乎只要坐在書桌前什麼都可以辦得到，某方面造就了一種過於便利的生活環境。這種現代化帶來的方便，讓人們長時間沉浸在只有電腦的生活裡，使得腦內血清素缺乏，想當然爾的造成了憂鬱症的發生。簡而言之，新型憂鬱症就是一種生活習慣病。

我帶著年輕研究員們一起，長年針對腦內血清素做深入的醫學研究，發現健走、跑步、打坐、瑜珈、跳夏威夷草裙舞、唱歌、嚼口香糖……等行爲，都能有效增加腦內血清素的含量。這本書就是根據此項研究結果爲依據所寫的。

媒體經常談論到我們所做的這項研究，但有時也有讓人難以理解的事情發生。某次NHK電視台「ためしてガッテン」節目也提出了相關的節目企劃，希望從運動及戶外活動對於改善新型憂鬱症的效果爲主軸來進行，過程中卻在未獲得任何理由或說明的情形下突然終止所有內容，然而之後節目的播出卻提到精神科醫師表示：「對於治療憂鬱症除了服用藥物，尚無其他有效的方法。」節目內容如此斷言，讓我跟我的研究夥伴非常不滿。縱使非常清楚有人批評我們的研究主張，但對於這樣跟不上時代的批評我們也很無言，我們的研究結果確實刊登在國際一流的〈科學〉期刊內，而隨著時間過去，我們認爲這樣的批評應該會逐漸減少。事實上，在去年（二〇一一年）底NHK電視台

「クローズアップ現代」節目中，也做了關於藥物無用的新型憂鬱症特集，其內容正好與一年前的播出持了相反的立論。

在時代變化之中，不免發現新的疾病，而對於現有的治療方法也會有各式各樣的討論，或許有人因此感到困惑，但相信時間最終一定會選出正確的治療方法。

單行本發行已經四年了，而我所主張的對於新型憂鬱症的看法，也逐漸爲世人所理解，而且邀請我到精神科領域的活動中演講的機會也增加了，這本書還由香港出版商翻譯成簡體中文出版了。

水能載舟、亦能覆舟，「電腦」這個現代優越便利的工具，讓人類能隨意自在運用，但其對於「心」造成的傷害，也不能不多加留意，這是我想要請大家從此本書所獲得的。

最後，想向爲此書負責企劃、編輯的綿谷翔先生致上我深深的謝意。

二〇一二年　冬　有田秀穗

橡樹林文化 ❖❖ 衆生系列 ❖❖ 書目

JP0001	大寶法王傳奇	何謹◎著	200 元
JP0002X	當和尚遇到鑽石（增訂版）	麥可・羅區格西◎著	360 元
JP0003X	尋找上師	陳念萱◎著	200 元
JP0004	祈福 DIY	蔡春娉◎著	250 元
JP0006	遇見巴伽活佛	溫普林◎著	280 元
JP0009	當吉他手遇見禪	菲利浦・利夫・須藤◎著	220 元
JP0010	當牛仔褲遇見佛陀	蘇密・隆敦◎著	250 元
JP0011	心念的賽局	約瑟夫・帕蘭特◎著	250 元
JP0012	佛陀的女兒	艾美・史密特◎著	220 元
JP0013	師父笑呵呵	麻生佳花◎著	220 元
JP0014	菜鳥沙彌變高僧	盛宗永興◎著	220 元
JP0015	不要綁架自己	雪倫・薩爾茲堡◎著	240 元
JP0016	佛法帶著走	佛朗茲・梅蓋弗◎著	220 元
JP0018C	西藏心瑜伽	麥可・羅區格西◎著	250 元
JP0019	五智喇嘛彌伴傳奇	亞歷珊卓・大衛－尼爾◎著	280 元
JP0020	禪　兩刃相交	林谷芳◎著	260 元
JP0021	正念瑜伽	法蘭克・裘德・巴奇歐◎著	399 元
JP0022	原諒的禪修	傑克・康菲爾德◎著	250 元
JP0023	佛經語言初探	竺家寧◎著	280 元
JP0024	達賴喇嘛禪思 365	達賴喇嘛◎著	330 元
JP0025	佛教一本通	蓋瑞・賈許◎著	499 元
JP0026	星際大戰・佛部曲	馬修・波特林◎著	250 元
JP0027	全然接受這樣的我	塔拉・布萊克◎著	330 元
JP0028	寫給媽媽的佛法書	莎拉・娜塔莉◎著	300 元
JP0029	史上最大佛教護法－阿育王傳	德千汪莫◎著	230 元
JP0030	我想知道什麼是佛法	圖丹・卻淮◎著	280 元
JP0031	優雅的離去	蘇希拉・布萊克曼◎著	240 元
JP0032	另一種關係	滿亞法師◎著	250 元
JP0033	當禪師變成企業主	馬可・雷瑟◎著	320 元
JP0034	智慧 81	偉恩・戴爾博士◎著	380 元
JP0035	覺悟之眼看起落人生	金菩提禪師◎著	260 元
JP0036	貓咪塔羅算自己	陳念萱◎著	520 元
JP0037	聲音的治療力量	詹姆斯・唐傑婁◎著	280 元

JP0038	手術刀與靈魂	艾倫・翰彌頓◎著	320 元
JP0039	作為上師的妻子	黛安娜・J・木克坡◎著	450 元
JP0040	狐狸與白兔道晚安之處	庫特・約斯特勒◎著	280 元
JP0041	從心靈到細胞的療癒	喬思・慧麗・赫克◎著	260 元
JP0042	27% 的獲利奇蹟	蓋瑞・賀許伯格◎著	320 元
JP0043	你用對專注力了嗎？	萊斯・斐米博士◎著	280 元
JP0044	我心是金佛	大行大禪師◎著	280 元
JP0045	當和尚遇到鑽石 2	麥可・羅區格西◎等著	280 元
JP0046	雪域求法記	邢肅芝（洛桑珍珠）◎口述	420 元
JP0047	你的心是否也住著一隻黑狗？	馬修・約翰史東◎著	260 元
JP0048	西藏禪修書	克莉絲蒂・麥娜麗喇嘛◎著	300 元
JP0049	西藏心瑜伽 2	克莉絲蒂・麥娜麗喇嘛◎等著	300 元
JP0050	創作，是心靈療癒的旅程	茱莉亞・卡麥隆◎著	350 元
JP0051	擁抱黑狗	馬修・約翰史東◎著	280 元
JP0052	還在找藉口嗎？	偉恩・戴爾博士◎著	320 元
JP0053	愛情的吸引力法則	艾莉兒・福特◎著	280 元
JP0054	幸福的雪域宅男	原人◎著	350 元
JP0055	貓馬麻	阿義◎著	350 元
JP0056	看不見的人	中沢新一◎著	300 元
JP0057	內觀瑜伽	莎拉・鮑爾斯◎著	380 元
JP0058	29 個禮物	卡蜜・沃克◎著	300 元
JP0059	花仙療癒占卜卡	張元貞◎著	799 元
JP0060	與靈共存	詹姆斯・范普拉◎著	300 元
JP0061	我的巧克力人生	吳佩容◎著	300 元
JP0062	這樣玩，讓孩子更專注、更靈性	蘇珊・凱瑟・葛凌蘭◎著	350 元
JP0063	達賴喇嘛送給父母的幸福教養書	安娜・芭蓓蔻爾・史蒂文・李斯◎著	280 元
JP0064	我還沒準備說再見	布蕾克・諾爾＆帕蜜拉・D・布萊爾◎著	380 元
JP0065	記憶人人 hold 得住	喬許・佛爾◎著	360 元
JP0066	菩曼仁波切	林建成◎著	320 元
JP0067	下面那裡怎麼了？	莉莎・瑞金◎著	400 元
JP0068	極密聖境・仰桑貝瑪貴	邱常梵◎著	450 元
JP0069	停心	釋心道◎著	380 元
JP0070	聞盡	釋心道◎著	380 元
JP0071	如果你對現況感到倦怠……	威廉・懷克羅◎著	300 元
JP0072	希望之翼： 倖存的奇蹟，以及雨林與我的故事	茱莉安・柯普科◎著	380 元

JP0073	我的人生療癒旅程	鄧嚴◎著	260元
JP0074	因果，怎麼一回事？	釋見介◎著	240元
JP0075	皮克斯動畫師之紙上動畫《羅摩衍那》	桑傑・帕特爾◎著	720元
JP0076	寫，就對了！	茱莉亞・卡麥隆◎著	380元
JP0077	願力的財富	釋心道◎著	380元
JP0078	當佛陀走進酒吧	羅卓・林茲勒◎著	350元
JP0079	人聲，奇蹟的治癒力	伊凡・德・布奧恩◎著	380元
JP0080	當和尚遇到鑽石3	麥可・羅區格西◎著	400元
JP0081	AKASH 阿喀許靜心 100	AKASH 阿喀許◎著	400元
JP0082	世上是不是有神仙：生命與疾病的真相	樊馨蔓◎著	300元
JP0083	生命不僅僅如此－辟穀記（上）	樊馨蔓◎著	320元
JP0084	生命可以如此－辟穀記（下）	樊馨蔓◎著	420元
JP0085	讓情緒自由	茱迪斯・歐洛芙◎著	420元
JP0086	別癌無恙	李九如◎著	360元
JP0087	甚麼樣的業力輪迴，造就現在的你	芭芭拉・馬丁&狄米崔・莫瑞提斯◎著	420元
JP0088	我也有聰明數學腦：15堂課激發被隱藏的競爭力	盧采嫻◎著	280元
JP0089	與動物朋友心傳心	羅西娜・瑪利亞・阿爾克蒂◎著	320元
JP0090	法國清新舒壓著色畫 50：繽紛花園	伊莎貝爾・熱志－梅納&紀絲蘭・史朵哈&克萊兒・摩荷爾－法帝歐◎著	350元
JP0091	法國清新舒壓著色畫 50：療癒曼陀羅	伊莎貝爾・熱志－梅納&紀絲蘭・史朵哈&克萊兒・摩荷爾－法帝歐◎著	350元
JP0092	風是我的母親	熊心、茉莉・拉肯◎著	350元
JP0093	法國清新舒壓著色畫 50：幸福懷舊	伊莎貝爾・熱志－梅納&紀絲蘭・史朵哈&克萊兒・摩荷爾－法帝歐◎著	350元
JP0094	走過倉央嘉措的傳奇：尋訪六世達賴喇嘛的童年和晚年，解開情詩活佛的生死之謎	邱常梵◎著	450元
JP0095	【當和尚遇到鑽石4】愛的業力法則：西藏的古老智慧，讓愛情心想事成	麥可・羅區格西◎著	450元
JP0096	媽媽的公主病：活在母親陰影中的女兒，如何走出自我？	凱莉爾・麥克布萊德博士◎著	380元
JP0097	法國清新舒壓著色畫 50：璀璨伊斯蘭	伊莎貝爾・熱志－梅納&紀絲蘭・史朵哈&克萊兒・摩荷爾－法帝歐◎著	350元
JP0098	最美好的都在此刻：53個創意、幽默、找回微笑生活的正念練習	珍・邱禪・貝斯醫生◎著	350元
JP0099	愛，從呼吸開始吧！回到當下、讓心輕安的禪修之道	釋果峻◎著	300元

JP0100	能量曼陀羅：彩繪內在寧靜小宇宙	保羅・霍伊斯坦、狄蒂・羅恩◎著	380 元
JP0101	爸媽何必太正經！ 幽默溝通，讓孩子正向、積極、有力量	南琦◎著	300 元
JP0102	舍利子，是甚麼？	洪宏◎著	320 元
JP0103	我隨上師轉山：蓮師聖地溯源朝聖	邱常梵◎著	460 元
JP0104	光之手：人體能量場療癒全書	芭芭拉・安・布藍能◎著	899 元
JP0105	在悲傷中還有光： 失去珍愛的人事物，找回重新聯結的希望	尾角光美◎著	300 元
JP0106	法國清新舒壓著色畫 45：海底嘉年華	小姐們◎著	360 元
JP0108	用「自主學習」來翻轉教育！ 沒有課表、沒有分數的瑟谷學校	丹尼爾・格林伯格◎著	300 元
JP0109	Soppy 愛賴在一起	菲莉帕・賴斯◎著	300 元
JP0110	我嫁到不丹的幸福生活：一段愛與冒險的故事	琳達・黎明◎著	350 元
JP0111	TTouch® 神奇的毛小孩按摩術——狗狗篇	琳達・泰林頓瓊斯博士◎著	320 元
JP0112	戀瑜伽・愛素食：覺醒，從愛與不傷害開始	莎朗・嘉儂◎著	320 元
JP0113	TTouch® 神奇的毛小孩按摩術——貓貓篇	琳達・泰林頓瓊斯博士◎著	320 元
JP0114	給禪修者與久坐者的痠痛舒緩瑜伽	琴恩・厄爾邦◎著	380 元
JP0115	純植物・全食物：超過百道零壓力蔬食食譜， 找回美好食物真滋味，心情、氣色閃亮亮	安潔拉・立頓◎著	680 元
JP0116	一碗粥的修行： 從禪宗的飲食精神，體悟生命智慧的豐盛美好	吉村昇洋◎著	300 元
JP0117	綻放如花——巴哈花精靈性成長的教導	史岱方・波爾◎著	380 元
JP0118	貓星人的華麗狂想	馬喬・莎娜◎著	350 元
JP0119	直面生死的告白—— 一位曹洞宗禪師的出家緣由與說法	南直哉◎著	350 元
JP0120	OPEN MIND！房樹人繪畫心理學	一沙◎著	300 元
JP0121	不安的智慧	艾倫・W・沃茨◎著	280 元
JP0122	寫給媽媽的佛法書： 不煩不憂照顧好自己與孩子	莎拉・娜塔莉◎著	320 元
JP0123	當和尚遇到鑽石 5：修行者的祕密花園	麥可・羅區格西◎著	320 元
JP0124	圓仔好療癒：這些年我們一起追的圓仔～～ 頭號「圓粉」私秘日記大公開	周咪咪◎著	340 元

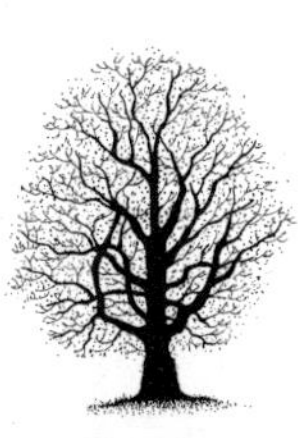

橡樹林文化 ❖❖ 善知識系列 ❖❖ 書目

JB0001	狂喜之後	傑克・康菲爾德◎著	380元
JB0002	抉擇未來	達賴喇嘛◎著	250元
JB0003	佛性的遊戲	舒亞・達斯喇嘛◎著	300元
JB0004	東方大日	邱陽・創巴仁波切◎著	300元
JB0005	幸福的修煉	達賴喇嘛◎著	230元
JB0006	與生命相約	一行禪師◎著	240元
JB0006X	初戀三摩地	一行禪師◎著	280元
JB0007	森林中的法語	阿姜查◎著	320元
JB0008	重讀釋迦牟尼	陳兵◎著	320元
JB0009	你可以不生氣	一行禪師◎著	230元
JB0010	禪修地圖	達賴喇嘛◎著	280元
JB0011	你可以不怕死	一行禪師◎著	250元
JB0012	平靜的第一堂課——觀呼吸	德寶法師 ◎著	260元
JB0013X	正念的奇蹟	一行禪師◎著	220元
JB0014X	觀照的奇蹟	一行禪師◎著	220元
JB0015	阿姜查的禪修世界——戒	阿姜查◎著	220元
JB0016	阿姜查的禪修世界——定	阿姜查◎著	250元
JB0017	阿姜查的禪修世界——慧	阿姜查◎著	230元
JB0018X	遠離四種執著	究給・企千仁波切◎著	280元
JB0019X	禪者的初心	鈴木俊隆◎著	220元
JB0020X	心的導引	薩姜・米龐仁波切◎著	240元
JB0021X	佛陀的聖弟子傳 1	向智長老◎著	240元
JB0022	佛陀的聖弟子傳 2	向智長老◎著	200元
JB0023	佛陀的聖弟子傳 3	向智長老◎著	200元
JB0024	佛陀的聖弟子傳 4	向智長老◎著	260元
JB0025	正念的四個練習	喜戒禪師◎著	260元
JB0026	遇見藥師佛	堪千創古仁波切◎著	270元
JB0027	見佛殺佛	一行禪師◎著	220元
JB0028	無常	阿姜查◎著	220元
JB0029	覺悟勇士	邱陽・創巴仁波切◎著	230元
JB0030	正念之道	向智長老◎著	280元
JB0031	師父——與阿姜查共處的歲月	保羅・布里特◎著	260元
JB0032	統御你的世界	薩姜・米龐仁波切◎著	240元

JB0033	親近釋迦牟尼佛	髻智比丘◎著	430 元
JB0034	藏傳佛教的第一堂課	卡盧仁波切◎著	300 元
JB0035	拙火之樂	圖敦・耶喜喇嘛◎著	280 元
JB0036	心與科學的交會	亞瑟・札炯克◎著	330 元
JB0037	你可以，愛	一行禪師◎著	220 元
JB0038	專注力	B・艾倫・華勒士◎著	250 元
JB0039X	輪迴的故事	堪欽慈誠羅珠◎著	270 元
JB0040	成佛的藍圖	堪千創古仁波切◎著	270 元
JB0041	事情並非總是如此	鈴木俊隆禪師◎著	240 元
JB0042	祈禱的力量	一行禪師◎著	250 元
JB0043	培養慈悲心	圖丹・卻准◎著	320 元
JB0044	當光亮照破黑暗	達賴喇嘛◎著	300 元
JB0045	覺照在當下	優婆夷　紀・那那蓉◎著	300 元
JB0046	大手印暨觀音儀軌修法	卡盧仁波切◎著	340 元
JB0047X	蔣貢康楚閉關手冊	蔣貢康楚羅卓泰耶◎著	260 元
JB0048	開始學習禪修	凱薩琳・麥唐諾◎著	300 元
JB0049	我可以這樣改變人生	堪布慈囊仁波切◎著	250 元
JB0050	不生氣的生活	W. 伐札梅諦◎著	250 元
JB0051	智慧明光：《心經》	堪布慈囊仁波切◎著	250 元
JB0052	一心走路	一行禪師◎著	280 元
JB0054	觀世音菩薩妙明教示	堪布慈囊仁波切◎著	350 元
JB0055	世界心精華寶	貝瑪仁增仁波切◎著	280 元
JB0056	到達心靈的彼岸	堪千・阿貝仁波切◎著	220 元
JB0057	慈心禪	慈濟瓦法師◎著	230 元
JB0058	慈悲與智見	達賴喇嘛◎著	320 元
JB0059	親愛的喇嘛梭巴	喇嘛梭巴仁波切◎著	320 元
JB0060	轉心	蔣康祖古仁波切◎著	260 元
JB0061	遇見上師之後	詹杜固仁波切◎著	320 元
JB0062	白話《菩提道次第廣論》	宗喀巴大師◎著	500 元
JB0063	離死之心	竹慶本樂仁波切◎著	400 元
JB0064	生命真正的力量	一行禪師◎著	280 元
JB0065	夢瑜伽與自然光的修習	南開諾布仁波切◎著	280 元
JB0066	實證佛教導論	呂真觀◎著	500 元
JB0067	最勇敢的女性菩薩——綠度母	堪布慈囊仁波切◎著	350 元
JB0068	建設淨土——《阿彌陀經》禪解	一行禪師◎著	240 元
JB0069	接觸大地—與佛陀的親密對話	一行禪師◎著	220 元

JB0070	安住於清淨自性中	達賴喇嘛◎著	480 元
JB0071/72	菩薩行的祕密【上下冊】	佛子希瓦拉◎著	799 元
JB0073	穿越六道輪迴之旅	德洛達娃多瑪◎著	280 元
JB0074	突破修道上的唯物	邱陽・創巴仁波切◎著	320 元
JB0075	生死的幻覺	白瑪格桑仁波切◎著	380 元
JB0076	如何修觀音	堪布慈囊仁波切◎著	260 元
JB0077	死亡的藝術	波卡仁波切◎著	250 元
JB0078	見之道	根松仁波切◎著	330 元
JB0079	彩虹丹青	祖古・烏金仁波切◎著	340 元
JB0080	我的極樂大願	卓千拉貢仁波切◎著	260 元
JB0081	再捻佛語妙花	祖古・烏金仁波切◎著	250 元
JB0082	進入禪定的第一堂課	德寶法師◎著	300 元
JB0083	藏傳密續的真相	圖敦・耶喜喇嘛◎著	300 元
JB0084	鮮活的覺性	堪千創古仁波切◎著	350 元
JB0085	本智光照	遍智　吉美林巴◎著	380 元
JB0086	普賢王如來祈願文	竹慶本樂仁波切◎著	320 元
JB0087	禪林風雨	果煜法師◎著	360 元
JB0088	不依執修之佛果	敦珠林巴◎著	320 元
JB0089	本智光照一功德寶藏論　密宗分講記	遍智　吉美林巴◎著	340 元
JB0090	三主要道論	堪布慈囊仁波切◎講解	280 元
JB0091	千手千眼觀音齋戒一紐涅的修持法	汪遷仁波切◎著	400 元
JB0092	回到家，我看見真心	一行禪師◎著	220 元
JB0093	愛對了	一行禪師◎著	260 元
JB0094	追求幸福的開始：薩迦法王教你如何修行	尊勝的薩迦法王◎著	300 元
JB0095	次第花開	希阿榮博堪布◎著	350 元
JB0096	楞嚴貫心	果煜法師◎著	380 元
JB0097	心安了，路就開了： 讓《佛說四十二章經》成為你人生的指引	釋悟因◎著	320 元
JB0098	修行不入迷宮	札丘傑仁波切◎著	320 元
JB0099	看自己的心，比看電影精彩	圖敦・耶喜喇嘛◎著	280 元
JB0100	自性光明——法界寶庫論	大遍智　龍欽巴尊者◎著	480 元
JB0101	穿透《心經》：原來，你以為的只是假象	柳道成法師◎著	380 元
JB0102	直顯心之奧秘：大圓滿無二性的殊勝口訣	祖古貝瑪・里沙仁波切◎著	500 元
JB0103	一行禪師講《金剛經》	一行禪師◎著	320 元
JB0104	金錢與權力能帶給你甚麼？ 一行禪師談生命真正的快樂	一行禪師◎著	300 元

JB0105	一行禪師談正念工作的奇蹟	一行禪師◎著	280 元
JB0106	大圓滿如幻休息論	大遍智　龍欽巴尊者◎著	320 元
JB0107	覺悟者的臨終贈言：《定日百法》	帕當巴桑傑大師◎著 堪布慈囊仁波切◎講述	300 元
JB0108	放過自己：揭開我執的騙局，找回心的自在	圖敦．耶喜喇嘛◎著	280 元
JB0109	快樂來自心	喇嘛梭巴仁波切◎著	280 元
JB0110	正覺之道．佛子行廣釋	根讓仁波切◎著	550 元
JB0111	中觀勝義諦	果煜法師◎著	500 元
JB0107	觀修藥師佛——祈請藥師佛，能解決你的困頓不安，感受身心療癒的奇蹟	堪千創古仁波切◎著	450 元

橡樹林文化 ❖❖ 成就者傳紀系列 ❖❖ 書目

JS0001	惹瓊巴傳	堪千創古仁波切◎著	260 元
JS0002	曼達拉娃佛母傳	喇嘛卻南、桑傑．康卓◎英譯	350 元
JS0003	伊喜．措嘉佛母傳	嘉華．蔣秋、南開．寧波◎伏藏書錄	400 元
JS0004	無畏金剛智光：怙主敦珠仁波切的生平與傳奇	堪布才旺．董嘉仁波切◎著	400 元
JS0005	珍稀寶庫——薩迦總巴創派宗師貢嘎南嘉傳	嘉敦．強秋旺嘉◎著	350 元
JS0006	帝洛巴傳	堪千創古仁波切◎著	260 元
JS0007	南懷瑾的最後 100 天	王國平◎著	380 元
JS0008	偉大的不丹傳奇．五大伏藏王之一 貝瑪林巴之生平與伏藏教法	貝瑪林巴◎取藏	450 元
JS0009	噶舉三祖師：馬爾巴傳	堪千創古仁波切◎著	300 元
JS0010	噶舉三祖師：密勒日巴傳	堪千創古仁波切◎著	280 元
JS0011	噶舉三祖師：岡波巴傳	堪千創古仁波切◎著	280 元
JS0012	法界遍智全知法王——龍欽巴傳	蔣巴．麥堪哲．史都爾◎編纂	380 元

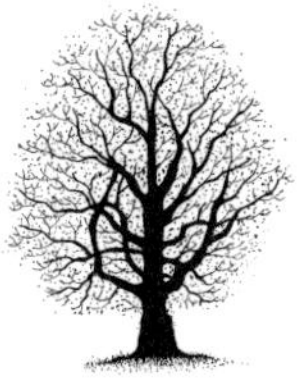

衆生系列　JP0125

用血清素與眼淚消解壓力

脳からストレスを消す技術——セロトニンと涙が人生を変える

作　　者／有田秀穗 Arita Hideho
譯　　者／劉琸
責任編輯／游璧如
業　　務／顏宏紋

總 編 輯／張嘉芳
出　　版／橡樹林文化
城邦文化事業股份有限公司
104 台北市民生東路二段 141 號 5 樓
電話：(02)2500-7696　傳眞：(02)2500-1951
發　　行／英屬蓋曼群島商家庭傳媒股份有限公司城邦分公司
104 台北市中山區民生東路二段 141 號 2 樓
客服服務專線：(02)25007718；25001991
24 小時傳眞專線：(02)25001990；25001991
服務時間：週一至週五上午 09:30 ～ 12:00；下午 13:30 ～ 17:00
劃撥帳號：19863813　戶名：書虫股份有限公司
讀者服務信箱：service@readingclub.com.tw
香港發行所／城邦（香港）出版集團有限公司
香港灣仔駱克道 193 號東超商業中心 1 樓
電話：(852)25086231　傳眞：(852)25789337
Email: hkcite@biznetvigator.com
馬新發行所／城邦（馬新）出版集團【Cité (M) Sdn.Bhd. (458372 U)】
41, Jalan Radin Anum, Bandar Baru Sri Petaling,
57000 Kuala Lumpur, Malaysia.
電話：(603) 90578822　傳眞：(603) 90576622
Email：cite@cite.com.my

封面設計／斐類工作室
內文排版／歐陽碧智
印　　刷／韋懋實業有限公司

初版一刷／ 2017 年 3 月
ISBN ／ 978-986-5613-41-9
定價／ 300 元
城邦讀書花園
www.cite.com.tw

國家圖書館出版品預行編目（CIP）資料

用血清素與眼淚消解壓力 / 有田秀穗著；劉琸譯. -- 初版. -- 臺北市：橡樹林文化，城邦文化出版：家庭傳媒城邦分公司發行，2017.03
面；　公分. --（衆生；JP0125）
ISBN 978-986-5613-41-9（平裝）

1. 健腦法　2. 壓力　3. 抗壓

411.19　　106002230

廣 告 回 函
北區郵政管理局登記證
北 台 字 第 10158 號

郵資已付　免貼郵票

104 台北市中山區民生東路二段 141 號 5 樓

城邦文化事業股份有限公司

橡樹林出版事業部　收

請沿虛線剪下對折裝訂寄回，謝謝！

|橡|樹|林|

書名：用血清素與眼淚消解壓力　書號：JP0125

橡樹林文化
讀者回函卡

感謝您對橡樹林出版社之支持，請將您的建議提供給我們參考與改進；請別忘了給我們一些鼓勵，我們會更加努力，出版好書與您結緣。

姓名：＿＿＿＿＿＿＿＿ □女 □男　生日：西元＿＿＿＿＿年

Email：＿＿＿＿＿＿＿＿＿＿＿＿＿＿＿＿

●您從何處知道此書？

□書店 □書訊 □書評 □報紙 □廣播 □網路 □廣告 DM

□親友介紹 □橡樹林電子報 □其他＿＿＿＿＿＿

●您以何種方式購買本書？

□誠品書店 □誠品網路書店 □金石堂書店 □金石堂網路書店

□博客來網路書店 □其他＿＿＿＿＿＿

●您希望我們未來出版哪一種主題的書？（可複選）

□佛法生活應用 □教理 □實修法門介紹 □大師開示 □大師傳記

□佛教圖解百科 □其他＿＿＿＿＿＿

●您對本書的建議：

＿＿＿＿＿＿＿＿＿＿＿＿＿＿＿＿

＿＿＿＿＿＿＿＿＿＿＿＿＿＿＿＿

＿＿＿＿＿＿＿＿＿＿＿＿＿＿＿＿

非常感謝您提供基本資料，基於行銷及客戶管理或其他合於營業登記項目或章程所定業務需要之目的，家庭傳媒集團（即英屬蓋曼群商家庭傳媒股分有限公司城邦分公司、城邦文化事業股分有限公司、書虫股分有限公司、墨刻出版股分有限公司、城邦原創股分有限公司）於本集團之營運期間及地區內，將不定期以 MAIL 訊息發送方式，利用您的個人資料於提供讀者產品相關之消費與活動訊息，如您有依照個資法第三條或其他需服務之務，得致電本公司客服。

我已經完全了解左述內容，並同意本人資料依上述範圍內使用。

＿＿＿＿＿＿＿＿＿＿（簽名）

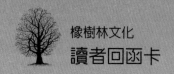